青岛市医疗卫生优秀人才培养项目资助

整合型社区卫生服务管理实践

主编　魏丽丽　顾　枫　程华伟

U0389385

科学出版社

北　京

内 容 简 介

本书共分 10 章。第 1 章介绍了整合型社区卫生服务的发展背景及内涵；第 2 章至第 10 章讲解了整合型管理的核心要素，整合型社区卫生服务的核心理念和实践方法，包括整合型社区卫生服务资源管理、诊疗管理、质量管理、信息化应用与管理、医教研及人员管理、人员岗位职责、家庭健康管理、特需人群健康管理等内容，详细阐述了社区卫生管理中常见操作技术及家庭医生签约。

本书内容丰富、实用性强。适合社区卫生服务工作者、校医学生，以及有健康保健需求的居民阅读。

图书在版编目（CIP）数据

整合型社区卫生服务管理实践 / 魏丽丽, 顾枫, 程华伟主编. -- 北京：科学出版社, 2025. 3. -- ISBN 978-7-03-081438-8

Ⅰ. R197.1

中国国家版本馆CIP数据核字第2025WN9222号

责任编辑：郝文娜 / 责任校对：张　娟
责任印制：师艳茹 / 封面设计：艺澜轩

科 学 出 版 社 出版

北京东黄城根北街 16 号
邮政编码：100717
http://www.sciencep.com

三河市春园印刷有限公司印刷
科学出版社发行　各地新华书店经销
*

2025 年 3 月第 一 版　开本：787×1092　1/16
2025 年 3 月第一次印刷　印张：11 3/4
字数：276 000

定价：88.00 元
（如有印装质量问题，我社负责调换）

编著者名单

主　审	蒋光峰　李环廷　王　琛
主　编	魏丽丽　顾　枫　程华伟
副主编	匡国芳　刘　霞　卢　翠　邱馨漪　孔繁茂
	齐红艳　刘莱娜

编著者（以姓氏笔画为序）

于　蓉	于　鹏	于立敏	王　刚	王　伟	王　楚
王　静	王文娟	王龙龙	王艳辉	王静远	孔繁茂
卢　亮	卢　翠	付秀云	付翠捧	代月光	冯　英
冯　娟	匡国芳	朱晓丽	任蕾娜	刘　芳	刘　蔚
刘　霞	刘永芳	刘莱娜	刘晓敏	齐红艳	江　茜
孙　莹	杜忠军	李　丽	李　怡	李红岩	李振云
李倩倩	杨秀伟	杨洁婷	杨海朋	吴　倩	吴　越
邱馨漪	谷如婷	沈　霞	宋　肖	宋庆娜	张　玉
张　娟	张丙良	张田琪	张红妹	张芙蓉	张美丽
张新伟	张嫣然	陆连芳	陈秀娟	陈娜娜	林　辉
郁晓曼	尚全伟	周　丹	周　娜	周　静	周建蕊
郑　岩	郑桃花	赵显芝	胡志洁	侯　雪	侯翠翠
姜　艳	娄建坤	祝　凯	袁美玲	贾培培	顾　枫
徐淑敏	徐毅君	高　冬	高祀龙	高俊茹	郭小靖
盖玉彪	董海成	韩军强	程华伟	鲁娅琪	潘　娜
潘月帅	潘世香	魏　明	魏丽丽		

随着人口老龄化的加剧和健康观念的转变，居民对社区卫生服务的需求日益增长，整合型社区卫生服务已成为重要发展趋势。为响应国家卫生健康委员会"优质服务基层行"活动，我们集合医院及社区服务中心众多一线临床护理专家和教学骨干，基于大量实践案例与经验，将科学研究与实践经验紧密结合，编写了《整合型社区卫生服务管理实践》。

本书开篇介绍了整合型社区卫生服务的发展背景及内涵，然后着重介绍整合型管理的核心要素，包括资源管理、诊疗管理、质量管理、信息化应用与管理、医教研及人员管理等，同时详细阐述了社区卫生管理中的常见操作技术及家庭医生签约和特殊人员健康管理。通过这些内容，读者可以清晰地了解整合型社区服务管理理念及运行机制，为相关学科如公共卫生、健康管理等提供了交叉融合的机会，有助于形成更为完善的学科体系，有利于推动社区卫生服务管理的发展。此外，整合型社区卫生服务通过优化资源配置，促进社区卫生服务机构的可持续发展，通过加强健康教育、预防保健等工作，促进居民的健康素养，改善居民的生活方式及生活质量，降低社会医疗负担，对构建和谐社会具有积极意义。

本书是青岛市医疗卫生优秀人才培养项目资助。希望能够成为社区卫生服务领域的一本实践指南，帮助读者开拓思路，提升管理水平，为推动社区卫生服务的创新发展贡献力量。同时也期待更多的专业人士能够在实践中不断探索和总结，为完善整合型社区卫生服务体系提供更多宝贵的经验和建议。

由于编者的水平和能力有限，书中不足之处恳请读者提出宝贵意见，以便下次修订及时修正或补充。

青岛大学附属医院

魏丽丽

2024 年 11 月

目　录

第1章 >>
绪 论

第一节 整合型社区卫生服务发展背景

自新一轮医药卫生体制改革深入实施以来，我国基层医疗卫生体系迎来了显著变革，服务条件得到了全面优化，基层人才队伍建设持续强化，逐步扭转了基层服务薄弱的局面，显著提升了基本医疗卫生服务的公平性与可及性。尽管取得了显著成效，但优质医疗资源匮乏、基层人才短缺等问题依然突出。此外，全球化和城市化进程加速了人口的流动和聚集，使得社区成为城市管理和服务的基本单元，加之人口老龄化、慢性病增多等健康问题日益突出，对社区卫生服务提出了新的挑战。在此背景下，必须构建优质高效的整合型社区卫生服务，为居民提供全方位、连续性健康管理服务。那么，什么是"整合"呢？

医疗卫生领域中的"资源整合"最早出现于19世纪50～60年代，在疟疾、天花和性病等传染性疾病控制项目中出现。

1984年，儿童保健服务与孕产妇照护领域首次引入了"整合"的概念，随后这一理念在全球范围内逐渐获得关注。

1994年，世界卫生组织（WHO）举办"卫生资源整合会议"，进一步强调了资源整合的重要性，发达国家及发展中国家对该领域进行了深入探索，医疗资源整合、医院集团化等多种整合模式不断演化。

2015年《全国医疗卫生服务体系规划（2015—2020年）》的出台，明确勾勒出构建适应经济社会发展、契合民众健康需求的整合型医疗卫生服务体系蓝图，强调体系的全面性、协作性与互补性。

2016年中国政府携手财政部、国家卫生计划生育委员会（现国家卫生健康委员会）、人力资源和社会保障部，并与世界银行、WHO等国际机构共同发布了《中国医药卫生体制改革深度研究报告》，报告中倡导"以人为本"的整合服务模式，标志着医疗服务向更加人性化、综合化方向迈进。

2019年中国对过去10年医疗改革的成效进行了全面评估，提出了"面向未来，实现向以人为本的整合型服务转型，全面实现全民医保"的系统建议，同时开启了更为广泛且深入的改革实践探索。

2021年7月国家发展和改革委员会发布了《"十四五"时期优质高效医疗卫生服务体系建设规划实施方案》，该方案坚持"健康中国"战略导向，聚焦人民健康需求，致力于加速构建高质量、高效率的医疗卫生服务体系。规划明确指出至2025年，将初步建成覆盖广泛、质量优良的整合型医疗卫生服务体系，让人民群众能够便捷地享受到高质量、连贯性的医疗卫生服务，显著提升全民健康水平。

医疗卫生领域中的"整合"概念经过漫长的演化，随着生物 - 心理 - 社会医学模式的不断认同，以及个体对获得全生命周期健康权利的日益重视，整合型社区卫生服务的重要性日益凸显，它既是居民健康需求的体现，也是医疗资源分布不均和医疗体系改革的必然结果。随着社会的不断发展和进步，整合型社区卫生服务会在未来发挥更加重要的作用，为居民的健康保驾护航。

（魏丽丽　吴　越）

第二节　整合型社区卫生服务基本形式及功能

整合型社区卫生服务具有多元属性，其基本目标是通过健康资源的有机连接与重塑整合，形成卫生服务供给的合力，以满足居民的健康需求。健康需求与时代发展相匹配，整合型社区卫生服务作为提升运行效率的一种策略，可以降低交易成本、提升组织效益，对推进健康中国战略，实现高质量国家治理体系具有重要意义。我国在构建整合型社区卫生服务方面进行了多种形式的探索，已初具成效，形成了以下4种主要模式。

1. **市医疗集团**　在市级及以上行政区计划内，三级公立医院或具备卓越业务能力的医院担当引领角色，携手社区卫生服务机构、护理院、专业康复机构等，构建一个基于资源共享与分工协作的新型管理框架。此模式通过人才流动、技术互通、检验互认、处方流转及服务无缝对接等机制，强化了合作纽带。以深圳罗湖集团为典范，依托资产与经营管理权的紧密联结，实现了健康服务在城市区域内的垂直整合与水平协作，有效提升了分级诊疗的精准度与效率，为居民带来更加均衡、连贯的健康服务体验。

2. **县域医共体**　聚焦与县、乡、村三级医疗服务网络的深度融合，以县级医院为引领，乡镇卫生院为桥梁，村卫生室为基础，构建紧密衔接的县域医疗服务体系。这一模式充分发挥了县级医院在城乡之间的桥梁作用和县域内的龙头效应，促进了县、乡、村三级医疗机构的协同作战，形成了上下联动、优势互补的服务格局。安徽天长与浙江德清的实践证明，该模式对于优化县域医疗资源布局、深化分级诊疗制度、强化基层医疗服务能力具有显著成效。

3. **专科联盟**　作为公立医院改革与高质量发展的创新实践，专科联盟以专科协作为核心，围绕特定专科领域，聚合多家医疗机构的优质资源与技术力量，共同打造专科特色中心。这种合作模式打破了机构间的壁垒，促进了专科医疗技术的交流与创新，提升了重大疾病救治能力。例如以北京儿童医院为主导的专科联盟，通过教学、科研等资源共享，强化了专科人才培养，推动了医疗服务质量的同质化提升。

4. **远程医疗协作网**　远程医疗协作网跨越地理限制，利用现代信息技术的力量，将优质医疗资源高效输送到偏远或资源匮乏地区。通过远程通信、全息影像等先进技术，大型医学中心能够为基层和特殊环境提供高质量的医学咨询与服务。这一平台不仅支持远程诊疗、教学培训等功能，还促进了医疗资源的均衡分布，提高了医疗服务整体效能，尤其惠及了基层、边远及欠发达地区的居民。

社区卫生服务整合是一个系统问题，涉及多方主体互动，目前常见的整合类型有功能整合、组织整合、专业整合、服务或临床整合、规范整合、系统整合。

1. **功能整合**　是指医疗服务体系中各辅助性职能与活动的深度融合，涵盖财务管理、人力资源调配、战略规划协同、信息管理优化及质量持续改进等多个维度。其目标在于构建一个统一、高效的运营框架，促使整合型社区能够在临床决策上保持高度一致，并有效协调各方行动，确保服务的顺畅衔接。

2. **组织整合**　是指医疗服务及其相关机构间关系进行战略性的调整与优化。这一过程涉及机构内部网络的重组、机构间的合并、合同安排的调整或战略联盟的建立，旨在推动整合型社区卫生服务模式的创新与升级，促进服务供给的灵活性与效率。

3. **专业整合**　强调在同一组织框架内或跨越不同组织边界的社区卫生服务提供者之间建立紧密的合作关系。通过跨组织合作、小组协同工作、合作协议签署或战略联盟等形式，实现专业人员针对特定服务群体或项目的无缝对接与资源整合。

4. **服务或临床整合**　针对医疗服务中科室划分带来的服务碎片化问题，通过创新机制促进不同诊疗领域人员之间的协作，围绕患者的整体健康需求，打造连续性、系统性及跨时空边界的医疗服务流程，确保医疗服务的连贯性与高效性。

5. **规范整合**　旨在确保整合型社区内部所有利益相关者在一系列规范层面上达到一致。通过强化相互依赖、共担责任的文化氛围，共同响应患者及公民的卫生服务需求。

6. **系统整合**　必须在总体环境中反映卫生服务组织出现的各种复杂性问题，要考虑整合过程中相关利益主体与总体环境之间的关系。

（魏丽丽　潘月帅）

第三节　整合型社区卫生服务基本内容

在这个快速发展的社会，健康无疑成为我们生活中最重要的议题之一，流动人口的增加，人口老龄化加剧，传染病与慢性病两者共存、双重叠加，使得社区卫生服务的重要性逐渐显现。整合型社区卫生服务旨在通过优化资源配置，为居民提供便捷、高效、优质的全方位、全周期的健康管理，以提高居民健康水平和生活质量。整合型社区卫生服务基本内容主要包括以下几个方面。

1. **基本医疗服务**　包括常见病、多发病的诊疗，慢性病管理，康复服务及急救服务等。社区卫生服务中心或家庭医生团队负责为居民提供首诊服务，及时诊断并治疗疾病，同时与上级医疗机构建立有效的转诊机制，确保患者在需要时能够得到更高水平的治疗。

2. **预防保健服务**　整合型社区卫生服务强调预防重于治疗的原则，通过定期的健康检查、疫苗接种、健康教育等方式，增强居民的健康意识和自我保健能力，预防疾病的发生。

3. **健康教育与健康促进**　开展各种形式的健康教育活动，如健康讲座、健康咨询等，向居民传递正确的健康知识和生活方式，鼓励居民养成健康的行为习惯，提高整体健康水平。

4. **妇女、儿童与老年人保健**　针对不同人群的特殊需求，提供专门的保健服务。如为孕妇提供产前检查、产后访视等服务,为儿童提供计划免疫、生长发育监测等服务,为老年人提供慢性病管理、健康咨询等服务。

5. 慢性病管理与康复服务　对于慢性病患者,提供长期的病情监测、药物治疗、生活方式指导等综合管理服务,帮助患者控制病情,提高生活质量。同时,为需要康复的患者提供物理疗法、运动疗法等康复服务。

6. 中医药服务　结合中医药特色优势,为社区居民提供中医药诊疗、保健、康复等服务,满足居民对中医药服务的需求。

7. 计划生育技术指导与生殖健康服务　为育龄妇女提供计划生育技术指导,包括避孕方法选择、孕前优生健康检查等。同时,提供生殖健康服务,如性健康咨询、妇女病筛查等。

8. 精神卫生与心理咨询服务　关注居民的精神健康,提供心理咨询、心理治疗等服务,帮助居民缓解压力,提高心理健康水平。

9. 社区健康档案管理　为每个居民建立健康档案,记录居民的健康状况、疾病史、家族史、过敏史等信息,以便为居民提供个性化的健康管理和医疗服务。同时,通过健康档案的数据分析,可以为社区卫生服务提供决策支持,优化资源配置,提高服务效率。

10. 健康管理与健康风险评估　通过对居民的健康状况进行定期评估,制订个性化健康管理计划,帮助居民预防疾病、控制病情,提高健康水平。同时,为居民提供健康风险评估服务,帮助他们了解自身的健康风险,并指导他们采取相应的预防措施。

11. 跨学科协作与团队服务　整合型社区卫生服务强调跨学科协作和团队服务的重要性。不同专业的医务人员共同组成服务团队,通过跨学科协作,为居民提供全面、综合的医疗服务。同时,通过定期的团队会议、培训等方式,提高团队成员的专业水平和协作能力。

(刘晓敏　谷如婷)

第2章 <<
整合型社区卫生服务资源管理

第一节 概 述

一、我国的卫生资源状况

卫生资源是医疗卫生领域中的一个核心概念，它直接关系到一个国家或地区的医疗卫生服务水平和公众的健康状况。随着全球人口老龄化加剧及疾病谱的变化，对卫生资源的合理配置和有效利用提出了更高的要求。因此，准确理解卫生资源的内涵和范畴具有重要的理论和实践意义。卫生资源是指在一定社会经济条件下，国家、社会和个人用于卫生保健事业的人力、物力、财力的总和。它涵盖了卫生机构、卫生人员、卫生设施、卫生技术、卫生信息等多个方面，是保障人民健康、促进医疗卫生事业发展的物质基础和重要条件。

（一）医疗卫生机构

医疗机构是指依据法定程序设立的，以开展疾病诊断、治疗活动为主要职能的卫生机构。其目的是为患者提供医疗服务，包括预防保健、诊断治疗、康复护理等一系列与健康相关的服务。医疗机构涵盖了多种类型，如医院、诊所、卫生院、疗养院、急救中心等。这些机构通常配备专业的医疗人员、医疗设备和设施，遵循相关的医疗规范和标准，以保障医疗服务的质量和安全。

（二）卫生人力资源

卫生人力资源作为一个国家或者地区的医疗体系的一部分，它构成了该体系执行、维护并增强其职能的关键元素。而这个国家的卫生人力资源总量、品质、构成、分配及状况则直接影响到他们提供的医疗服务的效率和水准。因此，了解卫生人力资源的概念与特征，对获取、使用、保持与激励卫生健康人力具有重要的意义。广义的卫生人力资源是指在卫生领域中，能够为增进人类健康、预防和治疗疾病、促进康复和提高生命质量等卫生事业发展作出贡献的所有人员。这不仅包括直接从事医疗、预防、保健、康复等工作的专业技术人员，如医生、护士、药剂师、检验师、康复治疗师等；还涵盖了卫生管理、卫生教育与科研、卫生信息管理、后勤保障等各类相关人员。这些人员共同构成了广义的卫生人力资源体系，他们通过各自的专业知识和技能，相互协作，为实现卫生事业的目标而努力；狭义上，则特指一特定时期在卫生机构从事或提供卫生服务及相关服务的人员总和。

二、社区卫生资源的概念和特征

（一）社区卫生资源的概念

社区卫生资源是指在社区范围内，为满足社区居民的基本医疗卫生服务需求，所投入和配置的人力、物力、财力、技术和信息等要素的总和。

具体来说，人力方面包括社区医生、护士、公共卫生人员等专业人员；物力涵盖社区卫生服务中心（站）的房屋建筑、医疗设备、药品等；财力指用于社区卫生服务的资金投入；技术包括医疗诊断技术、预防保健技术等；信息则包含居民健康档案、疾病监测数据等。

社区卫生资源的合理配置和有效利用对于提高社区居民的健康水平、促进社区发展具有重要意义。

（二）社区卫生资源的特征

1. 有限性 社区卫生资源是一种稀有资源，特别是随着人们健康意识的提高，社区卫生服务需求日益增长和呈现多元化，卫生资源配置合理是提供良好卫生保健服务的基础和先决条件。因此，随着人们对于健康需求的变化，要对卫生资源不断进行挖掘和整合。

2. 选择性 社区卫生资源有多种类型，不同类型资源的用途也不同，在对卫生资源的利用方面，要从本地区的具体情况出发，从居民的卫生服务需求和卫生资源的实际拥有量出发。为保证社区卫生资源的高效率和高效益，社区居民在使用社区卫生资源时都应该考虑成本问题，追求资源利用的最大效率。

3. 多样性 社区卫生资源具有显著的多样性，主要体现在以下几个方面：①人员方面，不仅有社区医生、护士等专业医疗人员，还有从事健康管理、康复指导的专职人员，以及参与健康教育和志愿服务的社区工作者。②物力资源，包含社区卫生服务中心的医疗设备、康复设施、药品储备，以及社区内的健身器材、公共卫生宣传设施等。③技术资源，涵盖了基本的医疗诊断技术、预防保健技术、康复治疗技术，以及利用信息技术开展的远程医疗、健康管理平台等。④信息资源，丰富多样，包括居民的健康档案、疾病监测数据、健康教育资料，以及与医疗保健相关的政策法规信息等。服务形式也多种多样，有门诊医疗服务、家庭医生签约服务、慢性病管理服务、预防接种服务、妇幼保健服务、中医保健服务等。这种多样性使得社区卫生资源能够更好地满足社区居民多样化的健康需求，为社区居民提供全面、综合的卫生服务。

三、社区卫生资源管理的概念和原则

（一）社区卫生资源管理的概念

社区卫生资源管理是指对社区范围内用于卫生服务的人力、物力、财力、技术和信息等资源进行合理规划、组织、协调、控制和评价的一系列活动。其目的在于通过科学有效的管理手段，实现社区卫生资源的优化配置和高效利用，以满足社区居民的基本医疗卫生需求，提高社区居民的健康水平和生活质量。在管理过程中，需要充分考虑社区的人口结构、健康状况、经济发展水平等因素，制订切实可行的资源分配方案，并对资源的使用效果进行监测和评估，及时调整管理策略，确保社区卫生资源能够发挥最大的效益。

（二）社区卫生资源管理的原则

1. 遵循党和国家制定的各项卫生工作方针政策。我国卫生资源配置长期存在"倒三角形"问题（卫生资源主要集中在三级医院和大城市，而不是在初级卫生保健机构和居民所居住的区域）。"新医改"的目标在于调整并完善卫生资源分配模式，旨在减少城市和农村地区之间的差异，以此推动社会经济的发展平衡。伴随着中国医疗改革的深化，预计医疗健康领域的城乡及地区的协调进步会显著加速，因此社区卫生服务管理的更新是必要的，需要符合国家的卫生发展策略。

2. 当前，中国民众对公共卫生服务的需求随着人口规模及构成变化、主要健康问题及其影响、个人收入和生活水平提高等因素而转变。他们普遍希望能够轻松便捷地获得公共卫生资源。因此，我们应该根据公众的需求来调整策略，利用所有的可用资源，以最大限度地满足广大民众的公共卫生服务需求，并确保卫生工作的发展符合社会的实际需求。

3. 充分利用已有资源，有计划地协调发展，尽可能做到资源共享。评估现有资源的分布和利用情况，找出资源过剩或不足的区域和领域。根据人口变化、疾病谱转变及医疗技术发展等因素，重新规划资源的布局。对于闲置或利用效率低下的资源，进行合理的调配和转移。加强不同医疗机构之间的合作与协同，促进医疗资源的共享和互补。推动信息技术在卫生领域的应用，实现医疗信息的互联互通和共享，提高资源的协同利用效率。通过对卫生存量资源的调整和优化组合，可以更好地满足民众的医疗需求，提高医疗卫生服务的公平性和可及性，同时降低医疗成本，提升医疗卫生系统的整体运行效率和效益。

4. 当前很多原本可以由社区医疗机构处理的健康保健问题被引向了高级城市中心机构，尤其是大型医院，这些大型医院承担了很多小型及基础医疗机构应尽的责任，这导致其技术的效能未能充分体现，并且提高了患者的直接与间接支出。社区卫生资源的完善及合理配置有助于患者的合理分流，节约医疗费用。

5. 优化社区卫生资源配置，提升经济效益和社会效益，我国当前卫生资源配置存在不够合理现象。当前，大多数社会的卫生服务需要都集中在基层机构，这意味着卫生服务的市场需求呈现出"正三角形"模式。然而，大量的卫生设施却处于城市的较大医疗机构中，导致了卫生设备的分配形态表现为"反三角形"。通过优化社区级的卫生资产管理，可以调整并优化卫生设备的配给情况以满足市场的实际需求，从而从"反三角形"转变到"正三角形"，实现更高的社会价值和经济收益。

6. 分级管理，各尽其责，做好内部监督。为达到卫生资源规划目标，在规划实施中，应该做到思想落实、组织落实、政策落实、技术措施落实、工作任务落实，管理部门要对规划的实施进行监督与评价。监督与评价应该贯穿规划制订到实施的全过程，包括对卫生资源规划的科学性、实施过程、结果以及对人群健康影响等进行分析。

（刘莱娜 于立敏）

第二节 人力资源管理

一、社区人力资源管理的相关概念与特性

19世纪末至20世纪初，随着管理学理论的兴起，人力资源管理逐渐受到重视。泰勒（Frederick Winslow Taylor）等管理学先驱提出了科学管理理论，强调对劳动力进行合理分工和标准化管理，为人力资源管理提供了理论基础。20世纪50年代以后，随着对人力资源管理的重视和研究的深入，人力资源管理逐渐发展成为一门独立的学科。人力资源管理学科的形成标志着人力资源管理从实践经验上升为理论体系，为机构的实践提供了更为系统和科学的指导。

（一）人力资源管理的概念

1. 人力资源（human resource，HR）　是指一定范围内人口总体所具备的劳动能力的总和。这一概念涵盖了人们的体力、智力、知识、技能、经验及创造力等多个方面。人力资源不仅仅局限于个体的生理和心理能力，更是这些能力在特定环境中，通过有目的的活动和实践所展现出来的潜在和实际的生产力。

2. 人力资源管理（human resource management，HRM）　是指组织通过一系列有计划、有组织的活动和策略，对其人力资源进行获取、开发、保持和利用，以实现组织目标的过程。涵盖了广泛的管理范畴和丰富的管理内涵。从宏观层面来看，人力资源管理涉及对整个组织人力资源战略的规划和制订。这包括根据组织的长期发展目标和外部环境的变化，预测人力资源的需求和供给，确定人力资源的数量、质量和结构，以确保组织在未来拥有足够的、合适的人才来支持其战略的实施。

（二）人力资源的特性

1. 能动性　与其他物质资源不同，人力资源的载体是人，具有主观能动性和自我意识。个体能够主动选择工作环境、任务和方式，并且能够在工作中发挥创造性思维和解决问题的能力。这种能动性使得人力资源具有巨大的潜力和灵活性，能够适应不断变化的组织需求和环境挑战。

2. 时效性　人的生命周期和职业生涯都存在着不同的阶段，其体力、智力和能力在不同年龄段会呈现出不同的特点和发展趋势。例如，在青年时期，个体通常具有较强的学习能力和创新精神；而在中年阶段，可能积累了丰富的经验和专业技能。因此，组织需要充分认识到人力资源的时效性，及时进行培训、开发和调整，以最大限度地发挥每个阶段人力资源的价值。

3. 社会性　人作为社会的成员，其思想、观念和行为都受到社会文化、价值观、法律法规和人际关系等多种社会因素的影响。在组织中，员工之间的合作、沟通和团队协作也都依赖于社会规范和人际互动。这就要求组织在管理人力资源时，要注重营造积极健康的组织文化和良好的工作氛围，促进员工之间的和谐共处和共同发展。

4. 可增值性　通过教育、培训、实践和经验积累等方式，个体的知识、技能和能力可以不断得到提升，从而增加人力资源的价值。同时，良好的工作环境、激励机制和职业发

展机会能够激发员工的积极性和潜力，进一步促进人力资源的增值。

5. **复杂性**　人的心理、生理和行为特征是极其复杂多样的，受到遗传、环境、教育和个人经历等多种因素的综合影响。这使得对人力资源的预测、评估和管理变得具有挑战性，需要综合运用多种学科的知识及方法。

6. **稀缺性**　某些具备特定专业知识、技能和经验的人才在市场上可能供不应求，成为组织竞争的关键资源。组织需要通过有效的招聘、保留和激励策略来吸引和留住这些稀缺的人力资源，以提升自身的核心竞争力。

（三）整合型社区卫生人力资源管理

1. **卫生人力资源概念**　卫生人力资源是卫生系统的重要组成部分，其数量、质量、结构和分布等方面的要素共同构成了一个国家或地区卫生人力资源的总体水平。卫生人力资源的充足性、专业性和合理性是保障人民健康、推动卫生事业发展的关键。因此，应重视卫生人力资源的开发和管理，强调卫生管理人员专业素质和技能水平的提升，优化卫生人力资源配置，以符合人民群众对优质、便捷、公平卫生服务的需求。

2. **整合型社区卫生人力资源管理概念**　整合型社区卫生人力资源管理是指对社区卫生服务机构中的人力资源进行规划、招聘、培训、绩效管理和激励等一系列活动，以确保人力资源能够有效、高效地服务于社区卫生工作，满足社区居民的卫生健康需求。

3. **整合型社区卫生人力资源管理的重要性**　社区卫生服务是基层医疗卫生服务体系的重要组成部分，其目标是提高居民的健康水平和生活质量。而整合型社区卫生人力资源是确保社区卫生服务顺利开展的关键因素。因此，整合型社区卫生人力资源管理对于提高社区卫生服务质量、提升居民健康水平具有重要意义。

4. **整合型社区卫生人力资源管理的基本内容**

（1）人力资源规划：人力资源规划是社区卫生人力资源管理的首要任务。它涉及预测社区卫生服务的需求，确定所需人力资源的数量、质量和结构，以及制订相应的人力资源政策和计划。

（2）招聘与选拔：招聘与选拔是社区卫生人力资源管理的关键环节。它涉及从众多的应聘者中挑选出最适合社区卫生服务岗位的人才。

（3）培训与发展：培训与发展是社区卫生人力资源管理的重要组成部分。它涉及提高社区卫生服务人员的专业素质和工作能力，促进个人和组织的共同发展。

（4）绩效评估与激励：绩效评估与激励是社区卫生人力资源管理的核心环节。它涉及对社区卫生服务人员的工作表现进行评价，并根据评价结果采取相应的激励措施，以提高员工的工作积极性和满意度。

（5）员工关系管理：员工关系管理是社区卫生人力资源管理的基础工作。它涉及协调员工之间的关系，维护员工的合法权益，营造和谐的工作氛围。

5. **整合型社区卫生人力资源管理的特性**

（1）地域性：社区卫生服务面向的是特定地域的居民，因此其人力资源管理需充分考虑地域特点，如人口结构、疾病谱、经济水平等。这要求社区卫生服务机构在招聘、培训、配置人力资源时，须紧密结合当地实际情况。

（2）综合性：社区卫生服务涵盖预防、医疗、康复、健康教育等多个领域，要求人力资源管理具备综合性。这包括组建多学科、多技能的团队，以满足社区居民多样化的健康需求。

（3）动态性：社区卫生服务的需求随着社区居民健康状况的变化而不断变化，因此人力资源管理需具备动态性。这要求社区卫生服务机构及时调整人力资源配置，以适应服务需求的变化。

（4）社区参与：社区卫生服务强调社区参与和居民自主管理，因此人力资源管理需注重培养社区居民的卫生意识和健康行为。这包括开展健康教育、健康促进等活动，提高社区居民的健康素养。

（5）信息化：随着信息技术的不断发展，社区卫生人力资源管理也需要逐步实现信息化。通过运用信息技术手段，可以提高人力资源管理的效率和准确性，实现资源共享和信息互通。

二、整合型社区卫生人力结构与配置

随着城市化的进程和人们健康观念的不断提高，社区卫生服务逐渐成为保障居民健康的重要一环。其中，人力资源是社区卫生服务的核心要素，其结构与配置直接关系到服务的质量和效率。应高度重视社区卫生人力资源的管理和优化配置工作，加强人才队伍建设、完善激励机制、强化协作与沟通，不断提升社区卫生服务的整体服务水平。

（一）整合型社区卫生人力结构

1. 医生团队　包括全科医生、专科医生、中医医生等，他们是社区卫生服务的主要提供者，负责疾病的诊断、治疗和健康咨询。

2. 护理团队　包括护士、助产士等，他们在医生的指导下，为居民提供基础的医疗护理和健康教育。

3. 公共卫生人员　包括公共卫生医师、健康教育专员等，他们负责社区的健康教育、疾病预防和控制等工作。

4. 行政管理人员　包括社区卫生服务中心的主任、行政助理等，他们负责中心的日常运营和管理。

（二）整合型社区卫生人力配置

1. 人员数量配置　根据社区居民的数量、年龄结构、健康状况等因素，合理配置各岗位的人员数量，确保服务能够满足居民的需求。

2. 人员能力配置　根据各岗位的工作职责和要求，选择具备相应资质和能力的人员，确保服务的质量和安全性。

3. 人员培训和发展　定期组织人员参加专业培训、技能提升和学术交流活动，提高人员的专业水平和综合素质。

（三）整合型社区卫生人力资源需求预测

准确的人力资源需求预测不仅能够确保社区卫生服务的正常运行，还能够优化人力资源配置，提高医疗服务效率和质量。为了准确预测整合型社区卫生人力资源需求，我们采用以下几种方法进行综合分析。

1. 人口统计分析　通过对目标社区的人口数量、结构、年龄分布等因素进行统计分析，了解人口变化趋势及其对社区卫生服务的影响。

2. 医疗服务需求调查　通过问卷调查、访谈等方式，了解居民对社区卫生服务的需求和期望，以评估人力资源需求。

3. 历史数据分析　收集并分析过去几年社区卫生服务机构的人力资源使用情况，了解人力资源需求的变化趋势。

4. 专家咨询　邀请相关领域的专家进行咨询，结合他们的专业知识和经验，对人力资源需求进行预测。

（四）整合型社区卫生人力使用

社区卫生人力作为社区卫生服务的重要支撑，其使用与管理直接关系到整合型社区卫生服务的质量和效率。因此，合理使用社区卫生人力，优化人力资源配置，提高人力资源利用效率，是当前社区卫生工作面临的重要问题。在社区卫生人力的使用过程中，应遵循以下原则。

1. 以居民需求为导向　根据居民的健康需求和社区卫生服务的特点，合理调配和配置社区卫生人力。

2. 优化人力资源配置　根据社区人口结构、疾病谱和卫生资源分布等因素，科学规划社区卫生人力配置，确保人力资源的均衡分布和有效利用。

3. 提高人力资源利用效率　通过加强培训、绩效考核和激励机制等手段，提高社区卫生人力的专业素质和服务水平，激发他们的工作积极性和创新能力。

4. 强化团队协作　加强社区卫生服务团队内部的沟通与协作，形成良好的团队合作氛围，提高团队整体效能。

三、整合型社区卫生人力资源培训

社区卫生人力作为服务的提供人员，他们的专业素质和服务能力直接关系到服务质量和居民的健康水平。因此，加强整合型社区卫生人力的培训，提高其业务能力和服务水平，显得尤为重要。

（一）人力资源培训的原则

1. 理论与实践相结合的原则。

2. 分类培训、学以致用的原则。

3. 长期战略与短期目标相结合的原则。

4. 以内部培训和在岗培训为主的原则。

5. 以专业知识和技能培训为主的原则。

6. 灵活和激励的原则。

7. 系统综合和最优化原则。

8. 循序渐进及紧跟医学发展先进水平的原则。

（二）培训内容

1. 基础医学知识　包括解剖学、生理学、病理学等医学知识，以及常见疾病的诊断、治疗和预防方法。

2. 公共卫生知识　包括传染病防控、慢性病管理、健康教育等公共卫生知识，以及突发公共卫生事件的应对和处理能力。

3. 服务技能和沟通技巧 包括沟通技巧、患者教育、家庭访视等服务技能，以及如何处理患者投诉和纠纷。

（三）培训方法

为保证培训效果，整合型社区卫生人力培训应采取多种方法进行。

1. 理论教学 通过讲座、研讨会等形式，传授基础医学和公共卫生知识。

2. 实践操作 通过模拟诊疗、实地操作等方式，提高社区卫生服务人员的实践操作能力。

3. 案例分析 通过分析真实案例，提高社区卫生服务人员处理实际问题的能力。

（四）培训评估

为确保培训效果，应对培训过程和结果进行评估。具体来说，可以采取以下措施。

1. 培训过程评估 通过观察、问卷调查等方式，了解培训过程中的问题和困难，及时调整培训内容和方法。

2. 培训结果评估 通过考试、模拟操作等方式，评估社区卫生服务人员的掌握程度和操作能力，确保培训目标的实现。

四、整合型社区卫生人力资源绩效评价

（一）整合型社区卫生人力资源绩效评价概念

整合型社区卫生人力资源绩效评价，指的是在一定的社区卫生服务背景下，运用科学的方法和技术，对社区卫生服务人员的工作表现、工作效率、工作成果，以及其对社区卫生服务的贡献进行客观、公正、全面的评价。这种评价不仅关注个体的绩效，也关注团队和组织的绩效，旨在提升社区卫生服务的质量和效率。

（二）整合型社区卫生人力资源绩效评价的意义

整合型社区卫生人力资源绩效评价，有助于提升社区卫生服务的质量，通过对工作人员工作表现的评估，可以明确优势与不足，促使其不断改进，从而为居民提供更优质、更高效的医疗服务；能够优化资源配置，准确衡量人力资源的绩效，使资源向表现出色的人员和关键领域倾斜，提高资源的利用效率。同时，绩效评价为员工提供了明确的工作方向和目标，激励他们积极进取，增强工作的积极性和责任感，进而提升整体工作效能。

（三）整合型社区卫生人力资源绩效评价的主体

1. 上级领导 领导是人力资源绩效评价的主要主体之一。作为员工的直接管理者，上级领导对员工的工作表现有着深入了解，能够直接观察员工的工作行为、工作态度及工作成果。因此，上级领导的评价通常具有较高的权威性和可信度。在评价过程中，上级领导需要根据员工的工作目标、工作计划及实际表现，给出客观、公正的评价意见，并为员工的职业发展提供建议和指导。

2. 同事互评 同事互评是人力资源绩效评价中重要的组成部分。同事之间在日常工作中相互协作、相互影响，对员工的工作表现有着直接的了解。同事互评可以弥补上级领导评价的局限性，从多个角度反映员工的工作表现。在同事互评过程中，需要注意保持公正、客观的态度，避免因为个人关系或偏见而影响评价结果的准确性。

3. **下属自评**　下属自评是人力资源绩效评价中的另一种方式。员工通过自我评价，可以对自己的工作表现进行反思和总结，发现自身的优点和不足，从而制订改进措施，提高工作水平。下属自评有助于激发员工的自我驱动力，增强员工的责任感和归属感。在自评过程中，员工需要诚实地面对自己的工作表现，客观评价自己的优点和不足，并提出改进方案。

4. **群众评价**　在某些岗位中，群众评价也是人力资源绩效评价的重要主体。群众作为医疗行业的服务对象，对员工的服务态度、服务质量及工作成果有着直接的感受。群众评价有助于了解员工的真实水平，为员工的职业发展提供依据。在收集群众评价时，需要注意保护群众的隐私权和信息安全。

5. **人力资源部门**　人力资源部门在人力资源绩效评价中扮演着组织和协调的角色。他们需要制订评价标准和流程，确保评价的公正、客观和有效性。同时，人力资源部门还需要对评价结果进行分析和汇总，为单位提供决策支持。在评价过程中，人力资源部门需要与其他部门密切合作，确保评价的全面性和准确性。

（四）整合型社区卫生人力资源绩效评价的步骤

1. **明确评价目标与标准**　首先需要明确绩效评价的目的，是决定薪酬调整、晋升、培训需求，还是改进工作流程等。基于明确的目标，制订清晰、具体、可衡量且与组织战略相契合的评价标准。这些标准应涵盖工作成果、工作质量、工作效率、工作能力、工作态度等多个方面，并根据不同岗位和职责进行差异化设定。

2. **收集绩效数据**　在评价周期内，通过多种渠道收集与绩效相关的数据和信息。这包括日常工作记录、项目成果报告、客户反馈、工作质量检查结果等客观数据，以及来自各方评价主体的主观评价和意见。同时，还可以通过定期的工作汇报、会议纪要等方式获取相关信息。

3. **进行绩效评估**　依据收集到的数据和既定的评价标准，对员工的绩效进行评估。评估过程应确保公平、公正、客观，避免主观偏见和个人情感的影响。可以采用定量分析与定性描述相结合的方法，对员工的绩效进行全面、准确的描述和评价。

4. **绩效反馈与沟通**　评价结束后，及时向员工提供详细的绩效反馈。反馈应包括对员工优点的肯定和对不足之处的建设性意见。通过面对面的沟通，帮助员工理解评价结果，明确自身的优势和改进方向，共同制订个人发展计划和改进措施。

5. **结果应用与跟进**　将绩效评价结果应用于薪酬调整、晋升决策、培训计划制订等人力资源管理环节。同时，对员工的改进情况进行持续跟进，定期检查个人发展计划的执行情况，确保绩效改进措施得到有效落实。

6. **评价体系的审查与完善**　定期对绩效评价体系进行审查和反思，总结经验教训，发现存在的问题和不足。根据组织战略的变化、业务发展的需求及员工的反馈，对评价标准、评价方法和流程进行调整和完善，以确保绩效评价体系的科学性、有效性和适应性。

（卢　翠　周　娜　王龙龙）

第三节 物资管理

对于社区医疗服务的资源控制涵盖了进货出货的管理流程、库存监控及会计记录等环节，需要按照财政管理的标准构建总体账户、个人账户及表格化账目，并且能够实时生成各类统计报告。为方便对社区医疗服务资源的信息整合与分享，需要创建一致性的类别编码和序号，搭建资源管控的数据库，以实施信息化的管理方式。社区卫生服务物资管理是对社区卫生服务机构物资运用整个过程的科学管理。社区卫生系统。通过强化物资管理，能确保社区卫生机构的正常运作并直接或间接地增加经济效益。

一、社区卫生服务物资

社区卫生服务使用的物资品种繁多，不同的物资在采购、保管、使用方面有着不同的特点和要求，因此需要对社区卫生服务物资进行科学合理地分类。常用的物资分类方式有2种。

（一）按物资的功用特性分类

社区卫生物资可以按照功能特性进行以下分类。

1. 医疗诊断类物资　如听诊器、血压计、血糖仪、体温计、心电图机等，用于疾病的初步诊断和监测。

2. 治疗护理类物资　包括注射器、输液器、手术器械、敷料、绷带等，用于疾病的治疗和伤口护理。

3. 药品类物资　涵盖各种常用药品，如感冒药、抗炎药、解热药、心血管疾病用药、糖尿病用药等，用于疾病的治疗和预防。

4. 康复理疗类物资　例如康复训练器材、按摩器具、理疗仪等，帮助患者进行康复治疗和功能恢复。

5. 防护消毒类物资　包括口罩、手套、防护服、消毒剂、紫外线灯等，用于预防交叉感染和保障卫生安全。

6. 急救类物资　包括急救药品、除颤仪、担架、急救包等，用于紧急情况下的生命救援。

7. 公共卫生类物资　例如疫苗冷藏设备、病媒生物防治工具、卫生宣传资料等，用于开展公共卫生服务和健康教育。

8. 办公与信息管理类物资　包括电脑、打印机、办公桌椅、档案柜、医疗信息管理系统等，支持社区卫生服务的日常办公和信息管理工作。

这种分类有助于社区卫生机构更有效地管理和使用物资，确保满足社区居民的医疗卫生需求。

（二）按照资产的价值进行分类

可以划分为房舍与构建物的固定财产；特定的专门设备；通用的机械工具；历史遗迹和展览品；书籍、文件资料；家居、日常使用物品；医疗小件装备（例如注射器、温度计、压舌板、手术剪刀、夹子等）；广泛定义下的低价值消耗品包含了医学上的各类产品，如医院常备的水壶、洗漱用品、排泄容器等；药物涵盖了中医药、合成药、化学制剂等；卫生材料则涉及医药类别的各个方面，例如实验室所需的各种试剂、纱布、手套、橡胶管等，也包括用于辐射检测、临床检查、牙科治疗等用途的材料，还包括各种医疗文档纸张等。此外，还有一些其他类别，像建设工程所需要的建筑材料、灯光设施、交通工具相关材料、衣物、床上用品、金属制品、清洁灭菌物资及其他零散物资等。

二、社区卫生服务物资管理

（一）社区卫生服务物资管理的特点

1. 质量第一　诊疗护理工作中所用的物资会直接影响诊疗护理服务质量，任何不合格的产品都会给服务对象的健康带来不良影响，甚至危及生命安全，同时也会给社区卫生服务机构造成不同程度的经济损失，引发医患矛盾。

2. "保险" 存储　医疗工作的特殊性决定了医疗机构必须设立医疗应急物资。这种物资主要包括急救药品、材料和急救器材等。应急物资不能全部集中存放于库房，而应在各相关科室都有一定数量的储备，确保存储安全。同时，还必须注意对这些应急储备进行常规检查和补充，保证其数量和质量。

3. 占用资金量大　社区卫生服务机构的经费使用和流动主要涉及物资资金的支出和流转。科学的物资管理能够加速资金流动速度，提高固定资产利用效率，减少物资浪费，提高物资资金利用的经济效益。

4. 分门别类、有针对性　物资种类在社区卫生服务中非常丰富，各类物资在储存环境、使用条件、储备数量和购买方式等方面都有独特的管理标准。这就要求物资管理人员必须首先对物资分类有科学认识，熟悉各种物资的特点，分门别类，提出有针对性的管理措施，既保证物资的安全、及时、有效供应，同时也能减少社区卫生服务资金的占用。

（二）社区卫生服务物资管理的任务

1. 建立健全社区卫生服务物资管理制度。

2. 根据各种物资的不同特点制定科学的管理方法，在保证各类物资及时供应的情况下，严格控制物资存货量，提高成本效益。

3. 重视物流费用管理，按照社区卫生服务的总体发展要求，制订各种物资预算。定期监督检查物资的消耗情况并进行统计分析，加强管理控制，降低无谓的物资浪费，提高物资的利用效率。

（三）社区卫生服务物资管理的内容

1. 物资定额管理　社区卫生服务物资定额管理是物资管理的基础，包括物资消耗定额管理、物资储备定额管理和物资节约定额管理。

（1）物资消耗定额管理：对社区医疗服务的资源使用量设定规范化管理，指的是根据特定的技术条件，社区医疗机构执行特定工作时所需合理的资源耗费水平。这是社区医疗服务组织实现管理现代化的一项关键环节，并为其制订资源供给方案提供基础支持，同时也是有效运用及节省资源的关键策略。

（2）物资储备定额管理：对社区健康服务的物资准备实行固定数量的管理方法，是为确保满足特定条件下的工作需求所设定的物资存储规范。由于社区医疗服务的独特性质，其所需的资源供应需要保持持续且无中断的状态，然而这通常与经济效益产生冲突。物资储备定额管理是解决这种矛盾的一种管理方法，在现代医疗管理中具有重要作用。

（3）物资节约定额管理：是指在保证社区卫生服务机构各项业务的前提下，为更有效利用物资而规定的物资节约指标。对于可以定额的物资和无法定额的物资，制订节约定额的方法不同。物资节约指标完成得越好，社区卫生服务成本消耗越少，社区卫生服务机构的经济效益越大。

2. 物资供应计划管理　对社区健康服务的资源供给规划是为确保社区医疗工作能够顺畅执行而设计的，其目标在于保障所有必需品能够准时提供。此项任务涵盖了创建资源需求清单、设定各类物品的需求数量、决定储存规模及购买时间，并确定购入量的各个环节。

3. 物资采购管理　社区卫生服务物资采购管理是负责采办社区卫生服务机构所需物资材料的一种活动。社区卫生服务物资采购管理的工作包括物资市场调查、物资采购预算编制、物资采购计划编制、组织采购、签订和管理合同。

4. 物资仓库管理　社区卫生服务物资仓库管理主要包括对物资入库验收、保管和发货使用。

（1）物资入库验收：在物资入库前，需要进行全面的准备工作，包括依据物品特性确定存储位置、安排接收人员等。然后，从质量到数量对物资进行检查并办理相关手续。

（2）物资保管：确保储存的物资安全、数量正确、质量有保障、使用便捷、管理规范，并合理利用仓库有限的空间。定期对库存物资进行盘点，检查数量、质量、保存条件等各方面，以确保物资储存安全。

（3）物资发货使用：做好物资出库前的准备工作，依据出库单出库验发，做好物资出库登记，办理出库手续。

（4）物资盘点与处置：社区卫生服务机构管理人员需要结合实际情况，制订详细的物资审核流程，对医疗设备、药品、卫生材料等资产进行定期盘点、记录，保证资产实有数与实物账相符、资产实物账与财务账相符。对于盈利或亏损的固定资产，必须立即找出原因，并依据相关管理权限，在获得批准后迅速处置。

三、医疗设备管理

（一）现代医疗设备的特点

科学技术的飞速发展，创新发明不断涌现，医疗器械的研究与生产大量引入先进的科学技术应用，从而迅速推进了医学技术的进步。这些新型的高科技医疗器材，通常具有高度复杂的构造、精致的制作工艺及高精度的技术要求，并普遍拥有以下特性。

1. 医疗设备技术的整合水平得到提升。

2. 医疗设备技术的综合性增强。综合化程度提高是科学技术的高度专业化分工与不同学科间相互渗透和综合的结果，如 CT、伽马刀、PET/CT 等集声、光、机、电、计算机、新材料等高新科技成果于一体的大型医疗设备。它们拥有精细的设计、复杂的构造、智能电脑控制及全自动化的数据图像处理系统，这些特性包括技术精确度高、运行速度快、操作流程化、数据处理自动化、稳定和重复性优秀等。

3. 医疗器械技术升级步伐加快。科技的不断进步使知识更新速度明显加快，医疗设备的更新与应用带来了各种新技术、新型号和新品种，产品更新的速度显著提高。

4.医疗设备结构一体化和操作自动化。现代的医疗设备多采用集成电路进行医疗设备一体化的结构设计、制造，使设备性能更趋稳定和可靠，维修起来也简便易行。同时，医疗设备大量采用了计算机控制，使操作的自动化程度大大提升。

5.医疗设备具有更好的性能价格比。科技进步和大规模自动化生产水平的提升，使得医疗设备在性能和质量上都有了显著的改善。首先，从性能角度来看，新型医疗设备具有更精准的检测和治疗能力，能够提供更准确的诊断结果或更有效的治疗效果。例如，高分辨率的影像设备可以发现更微小的病变，而先进的手术器械则能提高手术的成功率和安全性。其次，从功能方面考虑，这些设备通常具备多样化的功能，能够满足多种医疗需求，减少医疗机构为实现不同功能而购置多种设备所需的成本。此外，从价格上看，具有良好性能价格比的医疗设备，其购置价格相对合理，且在后续使用过程中，维护成本较低、使用寿命较长，从而降低了总体拥有成本。

（二）医疗设备管理

1.**医疗设备管理的概念**　医疗设备管理是基于管理学的核心原则和手段，对医疗设备进行全面的规划、论证、购买、记录、安装、调试、验收、使用、修复及报废等一系列管理操作。

2.**医疗设备管理的意义和作用**　医疗设备的先进程度是衡量一个医院诊断水平高低的重要标志，也反映了医疗机构的竞争能力。

医疗机构的建设和发展既要有高水平的医学人才，也要有先进的医疗仪器设备，只有这样，才能更好地满足人民群众日益增长的医疗需求，更好地提供医疗服务。

（1）医疗设备是开展医疗技术的重要支持条件：医疗机构的"硬件"建设和"软件"建设构成了医疗技术建设的两个主要方面。其中，医疗设备装备是医院"硬件"建设中的关键项目。

（2）医疗设备是医生开展医疗服务的工具和手段：医疗服务的最终目的是尽可能地为患者解决因伤病所造成的痛苦，先进的医疗设备可以帮助医生达到准确定位、定性、定量诊断患者的目的。

3.**医疗设备管理的特点**　由于医疗设备是直接或间接应用于人体，因此在医疗设备的研制生产及临床应用过程中，要密切关注设备对人体健康的各种影响，必须充分保证其安全性和有效性。

（1）安全性和有效性是对医疗设备的基本要求：生产厂家必须严格制订质量控制标准，医疗机构购入后规范技术使用的范围和对象，进行严格试用以确保其安全和有效。

（2）医疗设备应能够带来一定的效益：在医疗设备安全有效的前提下，要重视发挥其效益，包括提高诊疗水平和满足诊疗工作的需要，给医疗机构带来一定的经济收益，提高市场竞争力。

（3）对医疗设备应进行准确的计量：要特别重视医疗设备的计量工作，经常进行准确校验。一旦仪器设备的计量不准，就会影响诊疗结果的正确性，造成假阳性或假阴性的结果增加，给患者精神和躯体带来损害。

（4）医疗设备的管理要有前瞻性：在进行医疗设备的购置、安装、使用前，管理者要对医疗设备预先做引进的可行性分析，包括仪器设备的性能和功能、诊治效果、效益、投资回报年限等，做到合理安排，确保最大限度地发挥效益。

4. 医疗设备管理的原则

（1）动态管理原则：制定相应的管理政策要因时、因地、因人而异，采取适合的管理方式。针对不同的类型、科室和性能，可以根据实际情况选择适应变化的医疗设备管理策略。

（2）系统管理原则：作为医疗机构管理体系的一个分支，并且占据关键位置，需要对设备管理有全局意识，避免陷入单一部门视角的问题中。评价设备管理的效果时，应该以实现其最大的功效与利益为目标，实施全面的管理策略，并预防无谓的资源消耗。

（3）经济管理原则：在医疗设备的运营管理过程中，必须严格遵循经济原则和价值观。无论是购置、使用、保存、领取、维护还是更新等各个环节，都应进行成本计算，注重经济效益，充分利用资源优势。

5. 医疗设备管理的主要内容 管理医疗设备的主要方面涵盖了设备的管理、技术的运营、经济的运营及政策法规的执行。

（1）装备管理是对各类装备从规划、采购、使用、维护到报废等全生命周期的综合性管理活动。装备管理通常涉及以下主要环节：规划与预算、采购与验收、库存管理、使用与操作培训、维护与保养、报废与处置。

（2）作为一项确保仪器设备持续保持高效运行的关键任务，技术管理的职责涵盖了从购买前的设备性能评估、先进度判断、稳定性和实用性的理解与评测，再到选择生产商及产品型号的过程，直至设备到达后实施装配、检验、分级、编码、存放进仓库、员工培训操作、维护保养、校准调整、库存分配、数据记录、设备淘汰等各阶段的管理活动。

（3）经济管理涵盖了设备库存的控制，以及在使用过程中对成本计算、效益评估、设备折旧和报废等相关问题的处理。

（4）根据相关的政策法规进行管理，这就是所谓的政策法规管理。

6. 医疗设备管理事项

（1）医疗设备采购管理：确定社区卫生服务中心设备管理工作的职能部门，在采供科主任领导下，承担机构医疗设备的采购、供应管理工作。需求科室负责提出本科室医疗设备采购需求并填制医疗设备采购需求申请表。需求论证由采供科采购岗组织，设备委员会集体对设备需求参数进行论证。内审岗应全程参与监督采购需求参数论证的过程，研究结果应当以会议纪要的形式予以确认。同时采购应履行相关的审批程序。采购方式由采供科根据采购项目特点确定，做到应采尽采，不得将应当通过政府采购方式采购的货物、服务和修缮工程项目化整为零，或者以其他任何方式规避政府采购程序。采购项目完成后，采供科经办人持发票、采购合同、验收单据等材料到财务科，按照中心财务费用报销审批权限经领导审批通过后到财务科办理资金支付手续。

（2）医疗设备验收与入库：采供科负责全院医疗设备年度采购预算的编制及与临床科室的采购预算对接工作。按照机构合同管理制度的要求，与选定的供应商订立采购合同。医疗设备安装完毕后，由采供科采购人员组织使用科室负责人、固定资产管理员、财务处等人员根据采购合同，按照约定办理项目共同验收，必要时可请单位相关领导或外部专家参与验收，并于验收后在固定资产验收单上签字确认。办理入库手续，登记台账并录入系统，粘贴固定资产标签。之后通知使用科室领用，登记固定资产领用表，办理领用手续。

（3）医疗设备维修管理：医疗设备维修管理是医疗设备全生命周期管理中的关键内容，是保证设备正常运转的重要环节。采购人员在采购时要与供应商达成"共识"，确保机构设备维修人员获得针对医疗设备维修的技术与要点并定期获得相应的理论培训与技术培训，这样能够帮助机构维修人员更好地解决医疗设备故障问题，提高医疗设备的利用效率。

（4）医疗设备盘点与报废：作为医疗设备管理的关键环节，对医疗设备进行盘点不仅有助于掌握设备的使用状况，也有利于采购。每年应至少组织一次资产盘点，由资产办、财务科及使用科室共同进行盘点，检查医疗设备的实有数与账面结存数是否相符，医疗设备的保管、使用等情况是否正常，并做好盘点记录。盘点完成后，盘点参与人员对盘点结果签字确认，同时对清查盘点中发现的问题，应查明原因，说明情况，提出初步处理意见，形成书面清查报告，按审批权限履行相应程序。业务科室经办人根据医疗设备情况提出报废申请，填写固定资产报废审批表，交科室负责人审核。资产办管理员根据国家和机构标准，审核设备是否符合报废条件，符合报废条件后编制资产报废申报表，资产办负责人、财务科科长及相关领导审核资产报废审批表，经相关领导人会议后按相关规定进行报废处理。

四、药品管理

药品是医疗服务的重要组成部分，是防治疾病的重要"武器"，药品的质量直接关系到人民群众的身体健康和生命安全，社区卫生服务机构必须严格执行《中华人民共和国药品管理法》《药品经营质量管理规范》《医疗机构药事管理规定》《麻醉药品和精神药品管理条例》《医疗用毒性药品管理办法》，确保药品的质量、安全和合理使用。

（一）药品的定义和分类

药品是指用于预防、治疗、诊断人的疾病，有目的地调节人的生理功能并规定有适应证或者功能主治、用法和用量的物质。药品的分类方式多种多样，常见的分类如下。

1. 按照药品的来源分类

（1）天然药物：利用自然界中的物质，如植物、动物、矿物等，经过简单加工或提取制成的药物。

（2）化学合成药物：通过化学合成方法制备的药物。

（3）生物技术药物：利用生物技术手段，如基因工程、细胞工程等生产的药物，如疫苗、单克隆抗体等。

2. 按照药品的剂型分类

（1）片剂：包括普通片、肠溶片、分散片等。

（2）胶囊剂：硬胶囊、软胶囊等。

（3）注射剂：如小针剂、输液等。

（4）其他：栓剂、气雾剂、软膏剂、洗剂等。

3. 按照药品的管理分类

（1）处方药：必须凭执业医师或执业助理医师处方才可调配、购买和使用的药品。

（2）非处方药：不需要凭医师处方即可自行判断、购买和使用的药品，分为甲类非处方药和乙类非处方药。

4.按照药品的作用分类

（1）抗感染药物：如抗生素、抗病毒药等。

（2）心血管系统药物：抗高血压药、抗心律失常药等。

（3）消化系统药物：胃药、止泻药等。

（4）神经系统药物：镇静催眠药、抗癫痫药等。

（5）抗肿瘤药物等。

（二）药品的特征

1.药品的使用特征

（1）生命关联性：药品是用来维持人体生命和健康的物质，各种药品具有不同的适应证、剂型、用法、用量，使用不当会直接影响人体健康，甚至危及生命。

（2）公共福利性：药品对于防治疾病、维护人类健康发挥着重要作用，能否保证患者及时获得药品，是政府职能和绩效的体现，因此世界各国政府普遍对药品市场施加干预，控制药品价格，使得药品具有社会福利性质。

（3）高质量性：药品的质量关乎人的生命健康，国家对药品的监管很严格。药品只有合格和不合格之分，法定的国家药品标准是判断药品质量的唯一标准。

（4）高度专业性：虽然每种药品都有使用说明书，但大多数患者仍然难以准确、合理地对症用药，而需要通过医师和药师的指导，因此药品被称为指导性商品，体现出其专业性。特别是处方药，必须通过执业医师或执业助理医师开具处方才能购买和使用。

2.药品的需求特征

（1）需求弹性低：药品是治疗疾病必不可少的物资，价格对实际需要的影响有限，药品的需求量受价格变化的影响不大。尤其是处方药，医师基于患者病情需要开出处方，不会因为药品价格变化要求患者购买多于或少于实际需要的药品，基本上属于无弹性需求。对于一些抢救药品或者特效药品则属于需求完全无弹性。

（2）季节需求：许多疾病的发病率与季节变化有关。如春季是许多慢性病的多发季节，冬季则呼吸道疾病高发，在这些季节高发疾病相关药品的需求量也会相应增加。

（3）指导需求：由于药品的高度专业性，医师和药师的指导会对药品需求产生一定影响，包括药品的种类、剂型和数量等。

（4）选择需求：不同厂家生产的同一种类药品在疗效、价格、剂型等方面会有差异，消费者在购买时会根据自身的情况进行选择，品牌知名度对药品的选择需求影响较大。

3.药品的质量特征

（1）有效性：药品在特定适应证下，按规定的用法用量条件使用时，具有预防、治疗、诊断以及有目的地调节人体生理功能的效果，这是它必须具备的特点。

（2）安全性：大多数药品均有不同程度的副作用，因为适用于人体，药品在上市前需要作临床试验，副作用的程度在允许范围内视为安全。患者在选用副作用较大的药品时，需要衡量其有效性和安全性。

（3）稳定性：药品都有有效使用期限，药品的稳定性是指在有效期内，满足生产、储存、运输和使用要求的规定条件下，药品能保持其有效性和安全性。

（4）均一性：药品的均一性是药品质量的重要特性之一。均一性指的是药品的一种或几种性质在给定的规格范围内保持一致。这包括药品的物理性质（如外观、形状、大小、色泽等）、化学性质（如成分含量、纯度、稳定性等）、生物学性质（如药效、毒性等）在同一批次或不同批次之间的一致性。例如，同一批次生产的片剂，每一片的药物含量、重量、崩解时限等应基本相同；同一批次的注射剂，每一支的药液浓度、pH、无菌性等应保持一致。保证药品的均一性对于确保药品的安全性和有效性至关重要。如果药品缺乏均一性，可能会导致患者用药剂量不准确，影响治疗效果，甚至可能产生不良反应或危及生命。

（三）药事管理组织机构及职责

社区卫生服务中心应成立药事管理机构，其常设机构设在药剂科，由一名机构负责人直接领导。药事管理人员职责涵盖合理用药指导、药品质量管理、药品不良反应监测等范围。

1. 负责监督、指导药品管理和合理用药，审核各科室及所属社区卫生服务站欲购入新药的申请及用药计划。

2. 查看药品存储环境，包括温度、湿度、通风等是否符合药品储存要求。核实特殊药品（如麻醉药品、精神药品）的存储和管理是否符合规定。

3. 检查采购渠道是否合法合规，供应商资质是否齐全。制订药品质量管理计划，做好入库验收、出库登记、有效期等各环节的管理，加强药品供应，监测药品疗效，并指导各社区卫生服务站的药品管理。

4. 实施药品质量管理和药品不良反应监测，制订药品不良反应事件流程，填写药品不良反应登记表，并报上级有关部门。

（四）药品采购和供应

为了改善社区卫生服务的运作机制，深化医药卫生体制改革。社区卫生服务机构在规划设置时应当按照政府的要求进行集中采购、统一配送，并实行零差率销售。

1. **政府将会对社区卫生服务的药物进行大规模集中采购** 各省份的行政机构如省（自治区、直辖市）政府的多项职责部门共同组成了医药卫生服务的药品及医疗设备集中的购买团队，并创建了省级药品统一购置网络，根据相关法律条款的规定，以透明化、公平性和科学性的标准为基础，通过与制造商直接沟通报价、在线竞争定价或协商谈判等方法来决定所要购买的产品种类及其对应的价格（包括运输成本）。

2. **社区卫生服务药品统一配送** 对集中采购的药品进行统一配送，可以考虑以下步骤和措施：建立配送网络确定具备资质和能力的配送企业，建立覆盖社区卫生服务中心的配送网络。在配送过程中，加强对药品质量的监控，确保运输条件符合药品的特性要求。对配送的药品进行抽检，保证药品质量不受影响。制订应对突发情况（如自然灾害、交通中断等）的应急配送方案，保障药品的及时供应。

3. **社区卫生服务药品零差率销售** 医院出售药物的方式是根据其真实成本而非额外费用来定价，这被称为"零利润"销售。这项新医改政策的重要组成部分就是让社区健康服务中心以政府统一购买并确认的价格售卖常用的药剂，不允许存在额外的附加费。实施这一策略的主要目标是调整医疗机构的经济模式及运营方式，推动合理的处方使用，减少药品价格，确保公众的基本需求得到满足，同时缓解患者的财务压力，从而鼓励社区民众选择在基础医疗保健中心就诊。

（五）药品管理事项

1. **药品采购管理**　社区医疗服务机构应遵循集体决策、公开程序和透明购买的准则，建立完善的药品采购组织架构、工作流程以及内部监管制度，规定工作步骤，确保药品采购与使用的相关任务得到妥善处理，实现对药品购销全过程的监督。严格按新药入院采购、药品日常采购和药品临时采购方式进行采购。

2. **药品验收与入库**　药品的验收与入库是药品管理中的重要环节，确保药品质量和合规性，具体流程如下。

（1）检查凭证：验收人员首先核对药品的随货同行单、发票等凭证，确保采购渠道合法合规。

（2）外观检查：检查药品的包装是否完好无损，有无破损、污染、受潮等情况。

（3）查看标签和说明书：确认其内容清晰、完整，符合规定，检查药品的封口、瓶盖等是否严密。

（4）数量核对：仔细核对药品的数量、规格、剂型等是否与凭证一致。

（5）有效期检查：确认药品在有效期内，对于临近有效期的药品要特别标记。

（6）特殊药品检查：对于麻醉药品、精神药品、医疗用毒性药品等特殊管理药品，要按照相关规定进行严格验收。

（7）冷链药品检查：对于需要冷链运输的药品，要检查运输过程中的温度记录，确保药品质量不受影响。

药品入库分类存放是确保药品管理规范、安全有效的重要环节。这一要求基于多方面的考虑。首先，不同药品的化学性质、稳定性和保存条件各异。例如，有些药品需要避光保存，有些需要低温冷藏，分类存放便于根据其特定条件提供适宜的存储环境，保障药品质量不受影响。其次，按照药品的剂型分类，如片剂、胶囊剂、注射剂等，有利于快速查找和盘点，提高药品管理的效率。再者，根据药品的功效分类，如心血管类、抗感染类、消化系统类等，能够在调配药品时迅速定位，减少出错的概率。

3. **药品出库与领用**　社区卫生服务机构应设有专人管理药品，认真做好验收、核对、保管。麻醉药品、精神药品需严格按照《麻醉药品和精神药品管理条例》执行。除抢救患者急需的药品外，未经院领导批准，药房和药库不得同意任何人借药，借药应出具机构主管领导批准的借条。任何人不得到采供科私自调换药品，机构调换药品应获得院领导批准。

4. **药品盘点与处置**　药房库管员应做到日清月盘，动态掌握药品库存情况，保障供应到位。库存不足需要采购时，库管员报采供科主任审批，采供科主任根据采购情况履行相应审批程序。每月定时对中心药房、药库、所辖社区卫生服务站所有药品盘点一次，做到账物相符，将盘库登记表与处方一起妥善保存。

定期抽查药品的外观、性状、质量，不符合药品质量要求的及时采取相应措施处理，保证用药质量和安全。药品的处置应严格履行审批手续，药品盘点结果存在差异的，由科室负责人查找产生差异的原因，报机构领导审批同意后方可执行处置程序，未经批准不得处置。

（六）处方管理

1. 处方的开具

（1）处方必须由取得处方权的医师开具，要求书写规范，开出的药品须与诊断相符。

（2）当处方被开具后，其有效期限将在指定日期内生效。如遇特殊情况需要延长有效期的话，医师会明确标注该有效期限。然而，最大的有效期不能超过 3 天。

（3）开具的处方药一般不应该让患者使用超过 7 天，急诊处方一般不应该让患者使用超过 3 天，对于一些慢性病或者特殊情况，医师可以在注明理由后适当延长用药时间。

2. 处方的调剂

（1）由取得药学专业技术职务任职资格的人员，凭医师处方调剂处方药品。

（2）遵循药物分配流程：仔细检查并核对处方，精确配置药物，准确定义药品名及使用方式和剂量，并在药袋上或标签上详细记录患者的名字和药品信息，同时标明其用途和数量，然后装瓶封口；当把药品交给患者时，应根据药品的使用指南或处方的指示来提供有关如何使用的详细解释和建议，这包括了每个药品的具体使用方法、剂量和注意事项等。

（3）药剂人员无权擅自修改处方，如审核处方时发现有错误，应通知医师更改并在更改处签章后配发。

（4）凡处方不符合规定者，或不能判定其合法的处方，药剂人员不得调剂，药房有权拒绝调配发药。

（5）药剂人员调配处方需两人共同完成，并要在处方上签章。

3. 处方的保存　处方的保存有着严格的规定，主要包括以下方面：普通处方、急诊处方、儿科处方保存期限为 1 年；医疗用毒性药品、第二类精神药品处方保存期限为 2 年；麻醉药品和第一类精神药品处方保存期限为 3 年。处方保存期满后，经医疗机构主要负责人批准、登记备案，方可销毁。处方的保存应当按照规定的条件进行，如防潮、防火、防虫、防盗等，以保证处方的完整性和安全性。

五、卫生材料管理

卫生材料是指用于医疗卫生领域，在医疗、预防、保健、康复等过程中使用的一次性或可重复使用的、具有一定卫生要求和特定用途的材料、器械、用品等。这些材料通常直接或间接与人体接触，旨在维护人体健康、防止交叉感染、促进伤口愈合、辅助诊断治疗等。其范围广泛，涵盖了从简单的消毒用品、敷料到复杂的医疗器械和植入物等各种产品。社区卫生服务机构必须根据《医疗机构医用耗材管理办法（试行）》等法律法规和地区相关文件规定对卫生材料进行管理。

（一）卫生材料管理的定义与分类

卫生材料管理是指社区卫生服务机构对各类医用卫生材料的入库储存、出库领用、定期盘点、处置回收等过程的管理。对于医疗用品而言，其管理与药物相比更为复杂，需要实施科学且精确的分级制度。根据使用的视角、方法及清洁程度来区分各类医用产品是必要的。从应用的角度来看，可以把它们划为两大类：通用型医用物品（如纱布、手套、基本注射器和基础设备等）和特定科室专用型的医用物资；按照使用模式划分，又可以细分为一次性或多次性的用具（如一次性的注射器、贴膏药等）和那些能够反复利用的产品

（如各式各样的工具）；最后，依据清洗的方式，还可以进一步将其归纳成两大类——经过消毒处理过的医疗用品（如一次性注射器、消毒手套等）和未被消毒的医疗用品（如无菌不锈钢刀、钳子、剪刀等）。

（二）卫生材料管理的重要性和影响力

1. 满足卫生服务机构的经济管理需求　医疗卫生材料的管理为实现卫生服务机构的长久发展，加强卫生材料的全过程管理，并促进合理使用，对提升卫生服务机构的经济效益具有重要作用。

2. 满足卫生服务机构精细化管理要求　随着医疗市场的发展和医改政策的深入，精细化管理成为卫生服务机构可持续发展的必然选择。降低卫生材料消耗、杜绝浪费，有利于提高卫生服务机构效益，降低机构运行成本。

（三）卫生材料管理的主要内容

1. 卫生材料验收与入库　首次进入机构的卫生材料需填写相关的审批表单，并由相关负责人签字，经会议审议通过后，院领导审批，方可开始采购进入社区卫生服务机构使用。采购员、库房管理员应对购入的卫生材料依据有关质量标准，按采购计划清单认真核对入库，对产品规格型号、包装、合格证、生产日期、质保有效期、相关资质齐全有效等验收合格后在送货单上签字，并每月交财务入账。卫生材料入库必须严格执行验收程序，坚决杜绝无证、伪劣产品进入机构。验收不合格的卫生材料，由采购员及时办理退货。

2. 卫生材料出库与领用　卫生材料领用应遵循按需供给、配给及时、勤俭节约、从严控制的原则。具体要求如下：库管员及时做好验收、入库手续；各科室领用卫生材料时须填写领用申请，按照规定履行审批程序后方可办理卫生材料领用出手续；库管员应做到日清月盘，动态掌握卫生材料库存情况，保障供应到位；库存不足需要采购时，库管员报采供科的主任审批，采供科主任根据采购情况履行相应审批程序。

3. 卫生材料盘点与处置　各科室应遵守卫生材料使用要求，规范科室人员的卫生材料使用行为，保障卫生材料使用的安全有效。采供科应定期组织相关人员对卫生材料库进行盘点，财务科物资会计、内审岗人员应参与盘点过程，对盘点过程进行监督并签字确认。

卫生材料的处置应严格履行审批手续，盘点结果存在差异的，由采供科查找产生差异的原因，报院领导审批同意后方可执行处置程序，未经批准不得处置。

六、医疗废物管理

根据"医疗废物处理法"，定义了所谓的"医疗垃圾"（medical waste），这是一种由医疗机构产生并包含有潜在的传染性和有害物质的一系列物品。具体来说，"医疗垃圾"被划为以下几种类别：普通垃圾；疾病相关的垃圾；带有病毒污染物的垃圾；含有伤害性质的产品；化合品类的产品；药品类型的相关产出；辐射源类型的商品及易爆型产品等共计8种不同形式。目前我国沿用的是国家卫健委和国家环境保护总局于2003年联合印发的《医疗废物分类目录》基础上形成的，后由国家卫健委和生态环境部修订形成的《医疗废物分类目录（2021年版）》做出的分类。

1. 感染性废物　感染性废物包含可能导致传染性疾病的细菌与病毒等病原体的医疗废料，例如被患者血液、分泌物或者粪便污染过的器具，医院内接受治疗的患有或怀疑患有特定传染病的患者所产生的日常生活垃圾，各类实验用的病原体培养皿、样本和菌株，已经丢弃掉的生物样品，用过后的血液和血清，以及一次性的医用设备和工具都属于此类。

2. **病理性废物** 病理性废物是指医疗卫生机构在医疗、预防、保健及其他相关活动中产生的具有直接或者间接感染性、毒性以及其他危害性的废物。主要包括以下几类：手术及其他诊疗过程中产生的废弃的人体组织、器官等；医学实验动物的组织、尸体；病理切片后废弃的人体组织、病理蜡块等；产妇放弃的胎盘等。

3. **损伤性废物** 损伤性废物是医疗卫生机构在医疗、预防、保健及其他相关活动中产生的，能够对人体造成刺伤、割伤、划伤等伤害的废弃医用锐器。具体来说，它包含以下几类：医用针头、针灸针；各类手术刀，如解剖刀、手术刀片等；破碎的玻璃器皿，如玻璃安瓿、破碎的载玻片等；金属锐器，例如牙科的车针、钢丝等。

4. **药物性废物** 药物性废物是指医疗卫生机构在医疗、预防、保健及其他相关活动中产生的过期、淘汰、变质或者被污染的废弃药品。主要包括以下几类：废弃的一般性药品，如抗生素、非处方类药品等；废弃的细胞毒性药物和遗传毒性药物，如肿瘤化疗药物；废弃的疫苗、血液制品等。

5. **化学性废物** 化学性废物是指医疗卫生机构在医疗、预防、保健及其他相关活动中产生的具有毒性、腐蚀性、易燃易爆性等化学性质的废弃物品。常见的化学性废物包括医学影像室、实验室废弃的化学试剂；废弃的过氧乙酸、戊二醛等化学消毒剂；废弃的汞血压计、汞温度计；实验室废弃的有毒化学物质，如甲醛、二甲苯等。

医疗废物管理的职责与要求

1. **医疗废物管理的职责**

（1）社区健康中心必须构建完善的管理体系以确保对医疗垃圾的责任分配明确无误，其主管人或主要领导是首要负责者；设立专门处理医疗垃圾的人员；编写并且实施有关医疗垃圾管理的规定条例、操作步骤及标准；同时还要准备应对医疗垃圾可能流出、泄漏、散播或是突发事件的预案。

（2）在社区遭遇医疗废物的遗失、泄漏、传播及意外情况时，应依照相关规定执行适当的处理方案，并且需要在 48 小时之内向所属地区卫生和环境保护部门提交报告。在调查和处理完毕后，也应进行相应的汇报。

（3）当社区的医疗机构未能妥善处理医疗垃圾而可能引发疫情扩散事件或存在相关风险迹象时，应依照传染病防治法的规定及时上报并实施相应的应对策略。

2. **对医疗废弃物进行处理的基本准则**

（1）对医疗废物进行分类收集：依据医学垃圾分类原则，对各类别的医治后遗留物品应按照满足"医院感染控制规范及医疗机构污水排放要求"，并使用专用的密封袋或盒子来装载处理好后的医用器械等用品；同时还要贴上醒目的标签以提醒工作人员注意其特殊性和危险程度；大量废弃的化学药品和消毒剂应由特定机构进行处理；被隔离的传染病患者或可能存在传染性的排泄物，必须严格遵守国家标准进行消毒，只有满足国家规定的排放要求才能被排放。

（2）内部运送与暂存：医疗机构必须设立专门用于存储医疗垃圾的场所，并且要满足相关的标准规定，不能任意放置这些物品。同时，也不能让医疗垃圾长时间滞留，通常情况下应该控制在 2 天内处理完毕。负责运输的人员需要确保所使用的包装材料或器具上的标记、标签以及密封情况都符合规范，并且需要采用专用的运输方式以防止泄漏和方便搬运清理。按照规定的时间和路线运送至指定暂存地点。运送工作结束后，应当对运送工具及时进行清洁与消毒。

（3）转运与登记：医疗机构应该把其产生的医疗垃圾交给有相应资质的企业来处理，并按照危险物质移送联合清单的规定记录和保管这些信息。对于医疗垃圾需要做详细的记录，包含其起源、类型、质量或重量、交付日期及最后的归宿等。一旦医疗垃圾被运走，就必须立即清理和消毒存储地及设备，严禁任何医疗机构及其员工出售或交易医疗垃圾。

3. 员工训练和职业安全保护

（1）社区医疗机构应定期为员工提供相关的教育与培训，以增强他们对医疗垃圾管理的理解。同时，也应对负责医疗垃圾回收、运输、储存和处理的人员及其主管进行有关法律法规、技术技能、安全保障措施以及应急处理等方面的培训。

（2）在评估各类医疗废弃物及其潜在危害程度后，社区卫生中心应实施适当且高效的职业安全保护策略。同时，须确保所有参与医疗垃圾处理的员工配备合适的个人防护装备，并定期安排健康检查。如有需要，还应提供疫苗接种，以保障员工的健康不受影响。

（刘　霞　徐淑敏　王　楚）

第四节　财务管理

在当前的医疗大环境下，集团化医疗卫生机构的蓬勃兴起对财务管理提出了更高更严的要求。不仅要关注财务数据的精准性和合规性，更要注重财务管理在战略决策中的引领作用。对于集团化医疗卫生机构而言，财务管理的范畴需要进一步拓展。除了传统的资金管理和成本核算，还应涵盖预算的精细化制订与执行、财务风险的全面评估与防控，以及财务绩效的科学衡量与激励等多个方面。随着信息化技术在医疗领域的广泛应用，财务管理也应实现数字化转型。利用大数据、云计算等手段，实现财务数据的实时采集、分析和共享，为管理层提供及时、准确的决策支持。加强内部审计和监督机制也是财务管理的重要环节。通过定期审计，及时发现财务管理中的漏洞和问题，并采取有效措施加以整改，确保财务活动的规范、透明和高效。社区卫生服务财务管理作为基层医疗财务管理的重要组成部分，不仅要保障资金的合理分配和使用，还要注重提升财务服务的可及性和满意度。通过优化财务流程，提高报销效率，为社区居民提供更便捷、更优质的医疗财务服务。在医疗行业不断发展和改革的进程中，集团化医疗卫生财务管理工作必须紧跟时代步伐，不断创新和完善，以适应新的挑战和需求，为推动医疗卫生事业的健康发展提供坚实的财务保障。财务管理的基本内容包括预算管理、决算管理、成本管理和财务分析等。

一、社区卫生服务预算和决算管理

（一）预算和决算的概念

预算是一种对未来特定时期内的收入和支出进行计划和预测的工具或活动。它通常以货币形式表现，涵盖了个人、家庭、企业、政府或其他组织的各类经济活动。对于社区医疗服务机构而言是指社区医疗机构依照卫生行业的发展规划与目标制订出的年度财政支出方案。它预测了未来一年中社区医疗服务财政收入及支出的总量、比例和来源途径，并详细展示了这一年内所有社区医疗活动的计划与执行情况。

决算是指对年度预算执行结果的总结。它反映了在一个财政年度内，政府、企业或其他组织的各项收入和支出的最终情况。决算的编制通常包括收入决算和支出决算两大部分。通过决算，可以全面、准确地反映预算执行的结果，总结在预算执行过程中的经验和问题，为改进预算管理、提高预算编制的科学性和准确性提供重要依据。同时，决算也是对财务活动进行监督和评价的重要手段。

（二）预算的作用

1. 明确目标　预算为社区卫生服务确立了清晰的目标，使各级管理和业务人员明确自己的任务、作用和地位，促使他们积极完成各自岗位的责任目标和社区卫生服务目标。

2. 协调各部门的工作　社区卫生服务借助预算实现了系统性的整合与协调。预算如同一张精细的蓝图，将社区卫生服务的各个环节和工作紧密相连，使其围绕着共同的总体目标有序运转。通过预算规划，各项工作的资源分配得以明确，无论是医疗设备的购置、药品的储备，还是医护人员的培训和招聘，都有清晰的资金安排。这不仅避免了资源的浪费和错配，还能确保关键领域得到足够的支持。在人员管理方面，预算促使各部门明确自身的职责和任务，避免了职责不清导致的工作推诿和效率低下。预算也为绩效评估提供了重要的参考依据，激励员工积极工作，为实现社区卫生服务的总体目标贡献力量。预算还能提前预测可能出现的问题和风险，使社区卫生服务机构能够未雨绸缪，制订应对策略。例如，在突发公共卫生事件期间，提前规划的预算可以保障应急物资的储备和调配，确保社区卫生服务能够迅速、有效地应对危机。预算在社区卫生服务中发挥着核心的组织和协调作用，是实现服务高效、优质、可持续发展的关键工具。

3. 风险防范　在预算推行期间，各级部门务必周期性地把实际执行状况与预算规划加以对比。一旦察觉出偏离轨道的情况，即刻着手深挖根源。明确偏差成因后，必须雷厉风行地施行必要举措。如果是外部因素所致，要灵活调整策略以适应变化；要是内部管理不善，就得强化规范制度，提升人员素质和执行力。构建动态监控体系，实时跟踪执行进度，及时捕捉细微偏差的端倪，将问题解决在萌芽状态。并且要强化部门间的沟通协作，形成合力，共同为总体目标的达成保驾护航。严谨把控预算执行，敏锐洞察偏差，精准剖析原因，有力落实举措，是社区卫生服务有条不紊开展并达成预期目标的重要保障。

4. 提升管理能力　通过预设的预算计划来明确并量化医疗机构的目标，将其细分至各部门、每个科室及所有流程，构建起负责的责任主体与追责制度，使得每一个职位、每一位员工的工作权利、职责和利益得以有效融合，从而激发全部工作人员的主观能动性，激励他们全面投入管理工作，这对于提高工作效率和管理质量都是有益的。

5. 绩效考核　这一考核方式能够精准反映出部门在资源利用和任务完成方面的效率与效果。出色的预算执行结果，意味着部门在规划、协调和控制资源方面表现卓越，应当予以奖励，如晋升机会、奖金激励或者荣誉表彰。相反，对于预算执行不力的部门，则要给予适当的惩罚，可能包括减少资源分配、加强监督整改甚至是岗位调整。考核的结果还能为下一期预算的制定提供极具价值的参考依据。执行良好的部门，可以在合理范围内获得更多的资源支持和更宽松的预算限制；而执行欠佳的部门，则需要重新审视和调整预算规划，更加严格地设定目标和限制条件。通过这种方式，能够在组织内部营造出一种重视预算、严谨执行的良好氛围，促使各部门不断提升自身的管理水平和工作效能，从而实现社区卫生服务资源的优化配置和总体目标的顺利达成。将部门预算执行情况用于业绩评定，是推动社区卫生服务管理精细化、科学化的有力手段。

（三）社区卫生服务财务管理的原则

1.**合法性原则** 社区卫生服务进行财务管理时，遵守财务规章制度和有关的法律法规是最基本的原则。对于社区卫生服务的财务管理，必须培养法律意识并严格遵守相关法规和制度，确保其在法治框架内进行。

2.**效率性原则** "厉行节约，勤俭办事"是社区卫生服务财务管理工作需长期坚持的基本方针。当政府加大了对于社区医疗服务的投入时，为了确保资源能够有效且高效地被运用到卫生领域的发展中去，有必要提升资金使用的效益，以实现对稀缺资源的最优化分配。所以，社区医疗服务应该主动实施各种策略，推动财务管理的进步，从而增强资金运用的效果。

3.**公益性原则** 这意味着必须平衡国家和个人的权益，所有行动都要从满足公共卫生需求和促进健康服务的角度出发，确保其始终具有公益性。

（四）预算编制的原则

社区卫生服务预算的编制应遵循以下原则。

1.**合法性原则** 预算编制必须符合国家法律法规和相关财务制度的要求，确保各项收支合法合规。

2.**全面性原则** 涵盖社区卫生服务中心的所有业务活动和经济事项，包括医疗服务、公共卫生、人员薪酬、设备购置、物资采购等方面。

3.**客观性原则** 以客观事实为依据，充分考虑社区的人口规模、疾病谱、服务需求、物价水平等实际情况，进行合理的预测和估算。

4.**准确性原则** 数据准确可靠，计算方法科学合理，避免高估或低估收入和支出，保证预算的精度。

5.**统筹兼顾原则** 综合平衡各项资金，合理安排资源，既要保障基本医疗和公共卫生服务的开展，又要考虑中心的发展和创新需求。

6.**优先保障原则** 优先保障重点业务和关键项目，如提供基本医疗服务、完成重大公共卫生任务等。

7.**绩效导向原则** 将预算与绩效目标相结合，通过预算安排促进服务质量和提高工作效率，实现资源的有效利用。

8.**灵活性原则** 预留一定的弹性空间，以应对可能出现的突发情况或不可预见的因素。

9.**可持续发展原则** 注重长期规划，考虑中心的长远发展战略，保证财务状况的稳健和可持续。

遵循这些原则，能够提高社区卫生服务中心预算编制的质量，为中心的稳定运行和发展提供有力的财务支持。

（五）财务决算的原则

为了确保财务报告的准确性，需要执行以下 5 个步骤。

1. 根据《会计法》的要求，任何组织的财务管理过程中的收入支出、债权债务产生及各类资金流转均须有相应的原始记录作为依据，并且应尽快交予财务部门进行会计操作。为了保证年度会计结算前的完整性和准确性，社区卫生服务机构需要督促其内设机构按时整理好全部财务单据与文件，并在规定时间内提交给会计人员进行审核处理，以便于全年的财务状况能够在年底的结算数据中被充分展示出来。

2. 对于财务管理来说，及时性和准确性至关重要。例如，一些公司会在年底时采取措施以隐藏他们的非法开销，将其相关成本记入其他账户或者根本不做任何财务记录；另一些公司则会通过隐瞒收益、拖延发票等方式来限制他们全年的总收入。这种行为对会计年度的经济状况造成了严重的扭曲，并降低了结算数据的信息品质。因此，在结束一年工作之前，需要确保所有由会计保管的原始文件都被纳入到财务计算中去，这样才能保障会计信息是真实的且完整的。

3. 所有的社区卫生服务机构财务活动都必须严格遵守财务制度，不允许会计人员进行非法业务核算，也不能通过变通方式处理虚假业务。这样才能保证财务收支活动的真实性和可信度。

4. 按照《会计法》及企业事业单位财务管理的规定，必须在编写财务报告前完成所有资产、物品与债务的彻底检查核算，以此保证财务记录的一致性和实际状况的匹配。

5. 对于社区医疗服务的财政状况，应确保其透明度并及时报告给管理团队与上层监管部门，涵盖全年的收入支出、开销、成本、收益、税费、债务等信息。同时，需防止任何违规违法行为通过隐瞒事实而得以逃避审查。每年结束时，需要提前告知高层管理者关于关键财经问题，以便他们能尽早解决问题，以确保年度结算数据的准确性和满足财会规定的要求。

（六）预算常见问题及解决措施

1. **预算管理意识淡薄**　预算管理工作停留于表面，人员认知片面，认为预算编制只有财务部门负责，难以准确编制预算。预算编制与实际经营偏差较大，随意更改预算现象常有发生。社区卫生服务中心应强化工作人员全面预算管理意识，调动工作人员参与预算的编制、审核、执行、调整、考核与分析等过程。提高管理人员对预算的重视程度，招聘具有相关专业知识的财务人员。

2. **编制方法单一**　社区卫生服务中心一般采用零基预算法，该方法编制、操作简单，易于理解，但极易出现分配不均的情况，无法把各部门的真实需求反映出来。要避免预算编制方法单一，可以考虑以下几个方面。

（1）综合运用多种预算编制方法：了解并熟练掌握不同的预算编制方法，如零基预算、滚动预算、弹性预算等。根据企业的业务特点和需求，灵活选择和组合使用。例如，对于常规、稳定的业务可以采用固定预算，而对于不确定性较大的项目则采用弹性预算。

（2）加强数据分析和预测：收集和分析历史数据、行业数据及市场趋势等信息，提高预算编制的准确性和科学性。运用数据分析工具和技术，进行预测和模拟，为选择合适的预算编制方法提供依据。

（3）鼓励跨部门协作与沟通：预算编制涉及多个部门，各部门应积极参与，分享信息和经验。促进财务部门与业务部门之间的深度合作，共同探讨最适合的预算编制方法。

（4）定期评估和调整：对已采用的预算编制方法进行定期评估，检查其效果和适应性。根据评估结果及时调整和优化预算编制方法，以适应企业内外部环境的变化。

（5）培训与学习：组织相关人员参加预算编制方法的培训课程，提升专业知识和技能。鼓励员工自主学习和研究新的预算编制理念和方法，不断创新。

（6）借鉴行业最佳实践：关注同行业其他企业的预算编制方法和经验，借鉴其成功之处。参加行业研讨会和交流活动，了解最新的预算管理趋势和方法。

3. 预算监督管理缺位　预算监督管理缺位主要表现在对成本的监管上，社区卫生服务中心大多注重诊疗人次、收入等工作任务的完成情况，常出现不计成本或超支等现象。社区卫生服务中心应当加强预算的执行力和控制力，在完成工作任务的基础上加强对成本的监管力度，提高资金的使用效率。

二、社区卫生服务成本管理

成本管理对于有效利用社区卫生服务机构的人力、物力、财力等资源，提高资源使用效率，降低成本，发挥着重要作用。做好成本管理，可以使有限的社区卫生资源创造更多的社会效益和经济效益，维持机构的良性运转和可持续发展。同时，科学的成本管理也为主管部门制定社区卫生服务价格和收费标准、完善补偿机制提供科学依据。

（一）社区卫生服务成本核算

社区卫生服务成本核算采用全成本核算方法，按 3 个层次逐步进行核算。

1. 总成本核算　社区卫生服务总成本核算是对社区卫生服务所有成本费用按费用要素进行归集、分配、计算总成本的过程，总成本核算是最基础的核算、其核算数据的正确与否对其他层次的核算起着决定性的作用。根据会计制度规定及成本管理要求，具体核算按照管理费用、卫生服务成本、药品经营成本分别进行归集与汇总。支出明细科目的设置以《医疗机构事业支出目级科目表》为基础，不同社区卫生服务机构具体核算时可按照实际情况及管理要求对支出明细科目进行适当的拆分和组合。

2. 科室成本核算　社区卫生服务科室成本核算是以社区卫生服务的组织结构为基础，本着高效、经济、权责分明的原则进行核算。通过科室成本核算，可以找出降低成本、提高经济效益的途径，可以用经济手段考核科室工作质量以实行奖惩和激励。科室成本核算是正确进行服务单元成本核算必不可少的前提和条件。

（1）明确划分直接和间接成本中心：社区卫生服务机构根据实际情况确立以科室为单位的成本中心，把所有科室划分为直接成本中心和间接成本中心。直接成本中心包括所有直接为社区居民使用服务的科室，如全科医学科室、公共卫生服务科室、预防保健科室等。间接成本中心是为直接成本中心服务的科室，包括辅助检查科室、药剂科室、行政科室、后勤科室。根据规定，所有的行政及后勤部门的花费总额应等同于其管理的开销；而直接运营单位的所有部门加上支援诊断机构的开支则应该相加得出医疗服务的成本；至于药物供应部门的全部花费则应当被视为医药销售的成本。这样的对齐方式有助于精确地计算并分配各个部门的成本。

（2）收集各个部门的成本开销：各个科室的费用直接被记录在成本中心的支出明细里，而那些属于科室共享的费用则通过适当的分配方式进行集中。例如，根据人员数量、房屋面积、设备价值和相关收入等因素，在分摊范围内按照各项指标的比例来分配。通过科室直接成本归集及公共成本的分配，得出科室直接全成本，全部科室直接全成本之和等于社区卫生服务总成本。

（3）间接成本中心的成本费用分摊，通常遵循"谁受益，谁承担"的标准来分配间接费用，并采取级联计算方式，也就是先从那些向其他部门提供了最大化和接收了最小化的间接费用机构开始分摊，然后依据每个间接费用机构的服务特性按照各自的方式进行分配。

（4）计算各成本中心的全成本：对于不同科室，其全成本的计算方法不同。行政后勤各科室的全成本即为自身成本；辅助检查、药剂各科室的全成本为自身成本加上行政后勤一次分摊的成本；社区卫生服务各科室的全成本则为自身成本加上行政后勤、辅助检查、药剂等科室为其服务而三次分摊的成本。

3. 服务单元成本核算　服务单元成本核算是社区卫生服务管理的需要，有助于完善社区卫生服务补偿机制。它不仅反映某个或某组服务项目的经济效益和社会效益，也能反映出该项服务的工作质量、工作效率和管理水平。

（1）诊次、床日成本核算：诊次成本是指医疗机构在为患者提供一次诊疗服务过程中所发生的全部成本。它包括直接成本和间接成本。直接成本如医务人员的劳务费用、药品和卫生材料的耗费、设备的折旧和维修费用等直接与诊疗服务相关的支出。间接成本则涵盖了医疗机构的管理费用、水电费、房屋租赁费等不能直接归属于某一诊次，但为开展诊疗服务所必需的共同费用，通过一定的分摊方法计入诊次成本；床日成本是指医疗机构为每位住院患者提供 1 天住院服务所消耗的平均成本。床日成本包括了直接成本和间接成本。直接成本包含患者在住院期间使用的药品、医疗材料、医护人员的劳务费用等直接与该患者住院当日相关的支出。间接成本有医院的房屋折旧、设备折旧、水电费、行政管理费用等，这些成本需要按照一定的方法分摊到每个住院日中。

（2）项目成本核算：项目成本是指为完成特定项目所发生的全部耗费，包括在项目执行过程中投入的人力、物力、财力等各种资源的价值总和。为居民提供的"一站式"全方位的健康护理包括了基本诊疗、疾病预防控制、健康管理恢复等多个方面；而这些多样化治疗方式往往由同一位医师执行，这也使得计算各类公共卫生项目的费用变得复杂化。项目成本的核算可采用作业成本法，通过分析每个项目实际消耗的作业和资源与整个科室消耗的作业和资源相对比，得出每个项目实际产生的成本。

（3）其他服务单元成本核算：在社区卫生服务总成本、科室成本及项目成本核算的基础上，可以进行服务包、每服务人口等服务单元的成本测算。如在项目成本核算的基础上，根据服务包所包含的服务项目以及预估提供的服务量可以计算服务包成本；通过社区卫生服务总成本、科室总成本或项目总成本除以相应服务范围人口数可以计算每服务人口。

（二）社区卫生服务成本控制

在社区卫生服务成本管理中，成本核算只是手段，成本控制才是其最终目的，所以说成本控制在社区卫生服务成本管理中占据非常重要的地位。

1.成本控制的概念 成本控制是指企业在生产经营过程中，按照既定的成本目标，对构成产品成本费用的一切耗费进行严格的计算、调节和监督，及时揭示偏差，并采取有效措施纠正不利差异，发展有利差异，使产品实际成本被限制在预定目标范围之内。

2.成本控制的作用

（1）社区卫生服务成本控制可以提高经济效益，通过降低成本，增加利润空间，提高企业的盈利能力。

（2）社区卫生服务成本控制有助于加强社区卫生服务经济管理，全面提高社区卫生服务机构自身素质，增强市场竞争力。

（3）社区卫生服务成本控制是全员、全过程、全方位的控制，有利于增强员工的成本管理意识，调动广大职工降低成本的积极性和自觉性。

（4）社区卫生服务成本控制可以降低成本扩大结余，一定程度上降低自身建设与发展对财政的依赖。

3.成本控制的程序

（1）制订社区卫生服务成本控制标准及相应的节约措施。成本控制标准规定了各项费用开支和资源消耗的数量界限，如目标成本、计划指标、消耗定额、费用预算等，是成本控制和考核的依据。

（2）对社区卫生服务成本的形成过程进行监督。管理者根据成本指标来审核各项费用开支和各种资源的消耗，以及增收节支措施的实施情况，保证成本控制计划的实现。

（3）对成本控制计划的实施状况进行深入探究，识别出差异性。通过核算和分析成本控制的真实执行情况，找出实际消耗超过成本指标的差距，研究这些差距的严重程度及其特性，并确定产生这些差距的原因及责任归属。

（4）通过广泛讨论和研究新的策略，以消除成本控制执行过程中的不同。我们需要深入探究并分析这些差异，然后组织所有员工共同思考和提出降低成本的新方法或者修正成本控制标准的建议，从而消除在成本实施过程中的差距。

（5）依据成本控制标准进行考核。把成本控制指标纳入社区卫生服务考核中，组织有关人员对成本控制的执行结果进行考核，依据成本控制情况实行奖惩。

三、社区卫生服务财务分析

（一）财务分析的作用

财务分析在社区卫生服务中的应用，基于社区卫生服务财务报告等会计数据，运用特定的技术和手段，对其财务状况及经营成果进行深入研究和评估。财务分析的前提是分析者能够正确理解和运用财务报表。财务分析的质量则由财务报表及相关财务数据的质量决定。

1.透过财务研究，管理者能了解各项财务计划目标的执行状况，评估财务情况，提升财务管理质量。

2.通过财务分析，管理者有可能掌握所有财务计划指标的完成进度，并对其进行评价，以此提升财务管理水平。

3.通过财务研究，管理者能够获取各项财务计划目标的实现情况，从而评估财务状态，提高财务管理的效率。

4.通过财务分析，管理者有能力了解各项财务计划目标的完成程度，并评价财务状况，以提升财务管理的水平。

5.通过财务研究，管理者能够掌握所有财务计划指标的实施进度，以及对财务状况进行评估，从而提升财务管理的水平。

6.财务分析结果可以用于评价社区卫生服务机构的偿债能力、运营能力和发展能力，找出经营过程中的问题，提高经营管理水平。

7.财务分析帮助管理者了解并掌握社区卫生服务的财务状况及其发展趋势，将重要的财务信息应用到社区卫生服务财务管理工作和经济决策过程中，提高经济决策水平。

（二）财务分析的方法

通常，财务分析可以通过比较分析法、比率分析法和因素分析法等方法进行。

1.**比较分析法**　对照研究也被称为对立研究，它是一种通过比较和对比相关联的数据来确定其间差距并探索造成这些差别的根本因素的方法。这种方式在实践中被广泛应用，使用此种方法的时候需要注意数据的一致性和互通性。

比较分析法的内容如下。

（1）计划完成程度分析：计划完成程度分析是评估计划执行情况的重要手段。它通过比较实际完成情况与计划目标，来衡量计划的实现程度。计算计划完成程度的公式通常为：计划完成程度＝（实际完成数／计划完成数）×100%。例如，某企业计划年度销售额为100万元，实际销售额为120万元，则计划完成程度为（120/100）×100%=120%，表明超额完成计划20%。

（2）动态对比分析：一般用于比较各指标的增长速度，如收入增速、成本增速等。

（3）结构对比分析：是以总体作为比较标准，是部分与整体的比较，分析部分占总体的比重，一般用于总体内部各部分之间的比重及其变化，如药占比、管理费用占比、资产负债率等。

2.**比率分析法**　比率分析法是一种利用同一时期内的相关联财务报告中的数值进行对比，通过计算出相应的比例来评估社区卫生服务中心的运作效益，并将结果同过往的情况做比较的一种技术。这种方法主要涉及诸如盈利能力、偿还债务的能力、经济发展速度及业务效能等方面的一些关键指标。尽管比率分析法在财务研究领域应用广泛，但也存在一些限制因素：它仅提供一种静态视角，无法深入探讨动态问题；所使用的历史数据可能不足以准确预判未来的发展趋势；此外，该方法未充分考虑价格波动的影响。因此，在使用此方法时，要将各比率有机地联系起来，对社区卫生服务中心的财务状况进行全面的分析。同时要结合其他两种财务分析方法，对社区卫生服务机构的过去、现在和将来作出较为全面的分析。

3.**因素分析法**　通过使用因素分析法，能根据相关数据来评估各种因素对于特定指标产生的影响大小。由于社区卫生服务机构作为一个复杂的系统，每个财务指标都可能被多个因素所影响。这种量化的方式可以使决策者更有效地识别关键问题并客观地评估该中心的运营表现。

因素分析法主要有连环替代法、差额计算法、因素直接对比法、投入产出法等。使用最为频繁的方法就是连环替换法，其核心原则是在多个变量对研究目标造成影响的时候，假设其余所有变量保持不变，然后依次评估每个变量的独立变动对其产生的效应。然而，在实施过程中需要关注因子分割的相关性、因子替换的次序、连续替换的连锁性和计算结果的假设性等问题。差异比较法是一种简单且快速地实现连环替换法的方式，它被广泛用于实践中。

（三）财务分析指标体系

社区卫生服务财务分析指标是财务状况的数值表现，即社区卫生服务财务活动的投入与产出在一定时间、地点或条件下的比较关系。财务指标体系在社区卫生服务中涵盖了偿还债务的能力、运营效率、收益性及发展潜力的评估。

1. 偿债能力分析　偿债能力分析是企业财务分析的重要组成部分，用于评估企业偿还债务的能力。偿债能力主要包括短期偿债能力和长期偿债能力两个方面。短期偿债能力包含流动比率、速动比率、现金比率。长期偿债能力包含资产负债率、权益乘数、利息保障倍数。

2. 营运能力分析　营运能力分析是通过对社区卫生服务资产周转速度的有关指标进行计算与分析，来评价社区卫生服务中心资产管理效率和营运能力的一种财务分析方法。主要的营运能力分析指标包括：应收账款周转次数；存货周转次数；流动资产周转次数；固定资产周转次数；总资产周转次数。

3. 收益能力分析　收益能力分析是对企业获取利润的能力进行评估和衡量的过程。主要的收益能力指标包括销售毛利率、销售净利率、资产净利率、净资产收益率（ROE）。

4. 发展能力分析　发展能力分析重点分析社区卫生服务的成长性及其发展潜力。主要指标包括总资产增长率、固定资产增长率、资本积累率和收支结余增长率等。

（陈秀娟　杨海朋　江　茜）

第3章 >>
整合型社区卫生服务诊疗管理

第一节 概　　述

整合型社区卫生服务诊疗管理是一种以社区卫生服务为基础的医疗管理模式，旨在通过整合各种医疗资源，提供全面、连续、个性化的诊疗服务和健康管理，以改善社区居民的健康水平，减少就医门槛，提高医疗资源利用效率。

整合型社区卫生服务诊疗管理的特点如下。

1. 多学科协作　不同级别医院的医生、护士、社会工作者、营养师等多学科专业人员组成的团队共同为辖区居民提供全面的诊疗服务和健康管理，通过共同制定治疗方案，协作配合，确保患者得到全面的医疗服务。

2. 居家医疗服务　居家医疗服务是整合型社区卫生服务的重要组成部分，通过上门服务，为有需要的社区居民提供定期的健康检查、慢性病管理、康复护理等服务，减少患者前往医院就诊的次数，提高医疗保健的便捷性。

3. 健康档案管理　建立和管理社区居民的健康档案是整合型社区卫生服务的基础，建立和管理社区居民的健康档案，通过记录个人的健康状况、就医历史等信息，医护人员可以更好地了解患者的健康需求，为其提供更加个性化的医疗服务。

4. 信息技术支持　利用信息技术手段建立电子健康记录系统是整合型社区卫生服务的重要手段之一，利用信息技术手段建立电子健康记录系统，使医疗信息的互联互通，实现医疗信息的共享和管理，提高诊疗的准确性；完善的预约系统，优化诊疗流程，合理安排患者就诊时间，减少排队和等待，提高诊疗效率。

5. 健康教育和宣传　开展健康教育活动是整合型社区卫生服务的重要组成部分。通过健康教育活动，向社区居民传播健康知识和技能，提高其健康意识和健康素养，预防和控制各种慢性病和传染病的发生。

6. 协调转诊服务　对于需要更高级别医疗服务的患者，整合型社区卫生服务会提供及时的协调和转诊服务，确保患者能够得到及时有效的治疗。

总之，在整合型社区卫生服务诊疗管理中，医疗服务不再局限于大型综合性医院，而是将医疗资源延伸至社区居民的生活圈，包括社区卫生服务中心、家庭医生工作室、社区康复中心等，形成一个多层次、多元化的服务网络。这种管理模式强调以患者为中心，强调预防为主、诊疗结合，充分发挥社区医疗资源的优势，提供更加全面、便捷和优质的医

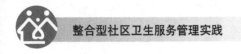

疗保健服务。

（盖玉彪　郭小靖）

第二节　社区门诊诊疗管理

社区门诊是医疗服务的前沿阵地，可提供预防、医疗、保健、康复、健康教育、计划生育六位一体式服务，有经济、有效、便捷、综合、连续服务的特点。社区门诊的管理工作对于提高医疗技术水平、医疗服务质量和提高患者就诊满意度等多方面，都具有重要意义。因此，在日常诊疗服务中，必须加强社区门诊管理。

一、社区门诊类型

社区医疗机构科室的类型可根据当地医疗卫生资源布局和居民服务的需求而定。一般由临床科室、预防保健科室、医技等辅助科室组成。其中临床科室主要包含全科诊室、中医康复门诊、口腔门诊。有条件的社区开展精神科、疼痛科、皮肤科、眼科等科室，积极创建基层特色科室，鼓励有条件的机构提供家庭病床、安宁疗护等服务。

（一）临床科室

1. 全科诊室　承担预防保健、常见病多发病的基本诊疗、双向转诊、患者康复、"三高六病一慢"管理、健康管理等，服务内容广泛，不仅包含内、外、妇、儿等医学专科，还包含心理学、预防医学、医学哲学等学科，也涉及行为科学、社会学、人类学、伦理学等领域。与其他专科相比，其覆盖面广，运行成本低廉。这种方法能够有效保护大部分居民的健康，同时也可以干预那些无法通过专业医疗来治愈的慢性病及其引发的功能问题。

2. 中医康复门诊　承担预防保健、常见病多发病的中医诊疗工作，应用中药、针灸、推拿、理疗、康复等方式改善患者症状，给予慢性病患者康复治疗，降低伤残率或减轻伤残后患者功能障碍的程度。

3. 口腔门诊　为社区居民进行常见口腔疾病的诊断，如口腔溃疡、龋病、牙周病、牙髓病等，提供拔牙、牙齿美容、牙齿种植、牙齿矫正等基本治疗。此外还负责社区口腔健康教育、社区口腔预防保健等工作。

（二）预防保健科室

1. 妇女保健与计划生育门诊　主要负责开展女性生殖系统常见病、多发病的防控，提供妇科肿瘤筛查，开展孕产妇建档随访、避孕节育咨询、优生优育咨询等。有条件的社区可以开展女性生殖系统常见病、多发病的诊疗。

2. 预防接种门诊　负责为本辖区6岁以下儿童（包括计划生育外、流动人口儿童），建立预防接种证（卡），掌握辖区内幼托机构、小学生的预防接种情况，按照预防接种工作规范要求，有序开展预防接种工作，及时上报预防接种异常反应，开展预防接种健康教育等。

3. 儿童保健门诊　负责为辖区6岁以下儿童建档并定期健康检查及保健咨询，开展新生儿访视、母乳喂养、儿童营养、科学育儿等知识宣教，入园儿童的各项健康检查等。

（三）医技及其他科室

医技及其他科室是社区卫生服务机构的重要组成部分，主要为临床科室和公共卫生服务的业务开展提供技术支持，具体包括药房、B超室、心电图室、检验科、放射科、健康信息管理室、处置室、观察室、消毒间等。

二、社区门诊工作特点

（一）以基层卫生保健为主要内容

以人的健康为中心、家庭为单位、社区为范围、需求为导向，以妇女、儿童、老年人、慢性病患者、残疾人等为重点，以解决社区主要卫生问题、满足基本卫生服务需求为目的，集预防、保健、医疗、康复、健康教育和计划生育指导等服务于一体的基层卫生保健服务。保健模式随着人口的卫生目标和卫生重点的不断变化而变化，并用以提高卫生系统的绩效。

在个人卫生保健服务层面，卫生系统需要重新定位，以便人们在其居住地就近获得服务（如基于家庭和社区的保健、长期医疗设施中的初级保健、地方医院中的康复观察病房、综合保健中心和一级医院中的急诊科室），同时考虑到具体情况（例如生活条件、公共交通、急救交通和院前护理）、人们的偏好和成本效益。还需要确保基层卫生保健是卫生系统核心部分的首要频繁接触点，通过有效的转诊和反向转诊系统与所有其他机构建立联系。社区医疗工作者在提供初级卫生保健的过程中主要遵循三级预防的原则。

（二）综合性

社区卫生服务的服务对象是辖区居民，但不区分患者的年龄、性别和病患类型。而是依据服务对象的具体健康需求，为其提供涵盖医疗、预防、康复和健康促进等全方位、综合性的服务内容；采用生物 - 心理 - 社会医学理念来指导诊疗决策，同时关注患者的生理、心理和社会等多层面的健康问题；服务不局限于个体，还包含家庭和社区，需要考虑到所有类型的组织、家庭和个人，不论他们在种族、文化和经济条件及生活环境方面存在怎样的差异；可以运用现代医学、传统医学或者替代疗法等多种手段，以满足服务对象的需求。主要目标是提高人群的健康水平而非单纯的治疗疾病，是一种综合性服务。

（三）连续性

社区卫生服务是为辖区内居民从婚育咨询开始，历经孕期、分娩期、新生儿期、婴幼儿期、少儿期、青春期、中年期、老年期，直至死亡，提供全生命周期的服务。对于在健康时期、疾病初期甚至是经过专业医疗治疗仍然无法恢复的各类疾病，需要持续关注和照顾。不因某一健康问题的解决而结束，而是根据生命各周期及疾病各阶段的特点及需求，提供有针对性的连续性服务。

（四）协调性

社区医生的职责是为患者提供综合性、全方位的基层卫生保健服务。在遇到社区无法解决的问题时，应积极协调各种健康资源。如通过医联体方式进行双向转诊。社区医生还应熟悉并协调辖区一切可利用资源，如社区人员、患者小组、志愿者、托幼托老机构、营养食堂、护工队伍等，在必要时可为患者联系，以提供无缝式服务。

（五）可及性

社区卫生服务机构作为基层医疗服务，社区医生应善于正确处理患者可能发生的常见病、多发病问题。医疗机构要做到地理位置可及、就诊时间便利、医疗费用经济、医疗设施设置合理、医疗服务亲民，为辖区居民提供满意的就医体验。

（六）签约制

社区医疗服务机构应成立多个由全科医师、护士、公卫医师组成的家医团队。有条件的社区医疗服务机构可以把家医团队作为最基层"单元"，加入二甲医院、三甲医院、疾病预防控制中心专家，构建三层级、整合式、纵向联动、医防融合、全专融合的"1+1+1"家庭医生队伍。通过签约家庭医生，社区卫生服务机构为居民建立健康档案，并通过微信建群服务模式，实现整个家医团队为签约患者提供及时、持续、个性化，涵盖预防保健、医疗、公共卫生、健康教育等全方位服务。

三、社区门诊工作程序

（一）预约诊疗服务

实施分时预约诊疗服务。为方便辖区居民就诊，社区医疗机构应开展夜间延时门诊和节假日门诊，并开通网络、电话及诊间预约，缓解患者就诊排队时间，优化医疗资源利用。依据预约医疗服务的规定和标准，按照操作步骤，逐渐提升来诊人员预约就诊的比例。

（二）规范接诊

1. 在门诊医疗工作中，参与人员应是有经验的医生和护士，并且应保持出诊时间相对稳定。以患者为中心，充分倾听患者的所诉，详细收集患者资料，充分沟通，选择合适的诊疗方案。

2. 按照规定格式书写门诊病历，定期开展病历检查，发现问题，及时改正。

3. 创造良好的候诊环境，利用候诊间隙，护理人员可以完善居民健康档案，开展健康宣教及生活方式指导。

4. 社区门诊建立必要的规章制度、治疗操作规范及岗位责任制，对辖区来诊居民宣传并签订家庭医生签约，提供长期可持续服务。

5. 门诊检查检验设施应定期检测校正。各项检查结果必须在规定时间内，准确无误地进行；严格执行消毒隔离措施，保证每接诊一名患者都要有一次消毒，防止交叉感染的发生，并做好疫情的报告。

6. 建立"绿色通道"，优先处置急危重症患者，对于超出基层诊疗能力的疾病，应及时向上级医院转诊。

（三）双向转诊

社区卫生服务机构与上级医疗机构建立双向转诊的服务机制，保证患者能够得到连续医疗服务、双向转诊和会诊。

（四）加强随访

对已签约的慢性病居民，每年4次以上随访，病情不稳定的患者应加强随访，每年进行1次较全面的健康体检。根据不同的慢性病特点，参照《国家基本公共卫生服务规范（第3版）》《居民健康档案管理服务规范》要求随访。随访的方式包括但不局限于门诊面访、电话随访、视频问诊及入户随访。

四、社区门诊服务的管理

1.加强医、护、技、药等卫生技术人员继续教育,鼓励医护人员参与转岗培训,构建进修机制,建立医学终身教育制度,使合格的全科医生和社区护士能承担起发展社区卫生服务的重任。建立合理的绩效分配制度,能者多劳,多劳多得,提高医护人员主观能动性。及时更新、购置先进的检查和治疗设备,提高社区卫生服务机构诊疗水平。

2.加强医疗质量管理,卫生技术人员要认真履行岗位职责,不断提高技能水平,掌握并遵循与其岗位相关的医疗质量管理制度。做到门诊首诊负责制、疑难病例会诊制,提高门诊确诊率。对于社区卫生服务机构不能诊疗的患者,应及时转诊。

3.创造良好的就诊环境,充分考虑到残障人士等特殊困难人群的需求,提供专属设施,提高导诊人员服务质量,随时解决患者就诊过程中出现的问题。诊区外设置健康教育知识宣传栏、健康教育处方,就诊时保证一人一诊室,最大程度地保护患者隐私。

(孔繁茂　王艳辉　潘世香)

第三节　社区中医诊疗管理

整合型社区卫生服务诊疗管理在当今社会扮演着越来越重要的角色,能够通过协调和优化各类医疗资源,为社区居民提供全面、连续、高效的医疗服务。在这一体系中,社区中医诊疗管理以其独特的优势和特点,成为不可或缺的一部分。下面将对整合型社区卫生服务诊疗管理中的社区中医诊疗管理进行详细介绍。

一、社区中医诊疗管理的概念与特点

社区中医诊疗管理是指在整合型社区卫生服务体系中,运用中医药理论和方法,结合现代医疗技术,对社区居民进行疾病预防、诊断、治疗、康复和健康管理的一种综合性管理方式。其特点主要体现在以下几个方面。

1.综合性　社区中医诊疗管理涵盖了中医内科、外科、妇科、儿科等多个领域,能够满足社区居民多样化的医疗需求。

2.个性化　中医注重个体差异和整体观念,社区中医诊疗管理能够根据居民的不同体质和病情,制订个性化诊疗方案。

3.预防性　中医强调"治未病",通过调理身体、增强体质,预防疾病的发生和发展。

4.协调性　社区中医诊疗管理注重与其他医疗资源的协调配合,形成优势互补,提高整体医疗效果。

二、社区中医诊疗管理的实施策略

1.建立完善的中医诊疗服务体系　在社区卫生服务中心设立中医诊室,配备专业的中医师和中药师,提供中医药咨询、诊疗、康复等服务。同时,加强与上级医院和其他医疗机构的合作,形成上下联动、资源共享的中医诊疗服务网络。

2. 推广中医药文化和技术　通过开展中医药知识讲座、健康咨询等活动，让社区居民对中医药的有更深层的认识，从而能够信任中医药。同时，积极引进和推广中医药新技术、新方法，提高社区中医诊疗水平。

3. 强化中医人才培养和队伍建设　加强中医医师的培训和继续教育，提高其专业素质和临床能力。同时，为社区卫生服务增设更多的中医药人才岗位，以满足社区居民对中医诊疗服务的需求。

三、社区中医诊疗管理的优势与成效

（一）优势

1. 贴近居民　社区中医诊疗服务直接面向社区居民，方便居民就近就医，降低了就医成本和时间成本。

2. 疗效显著　中医讲究治未病，能够平衡人体阴阳，善于调理慢性病、亚健康人群，有利于健康中国战略的推进，能够显著改善居民的健康状况。

3. 安全性高　中医药副作用相对较小，适合长期调理和治疗，尤其适合老年人和儿童等特殊人群。

（二）成效

1. 提高居民健康水平　通过社区中医诊疗管理，能够及时发现和治疗居民的常见病、多发病，提高居民的健康水平和生活质量。

2. 缓解医疗资源紧张　社区中医诊疗管理能够分流部分常见病、多发病患者，减轻大型医院的负担，缓解医疗资源紧张的问题。

3. 促进中医药事业发展　通过推广中医药文化和技术，提高中医药在社区卫生服务中的地位和影响力，促进中医药事业的持续发展。

（三）社区中医诊疗规范还包括以下几点

1. 管理原则与目标　社区中医诊疗管理应遵循以下原则：依法依规、科学规范、以人为本、持续改进。其目标在于确保中医药服务的安全性、有效性、经济性和便利性，提高中医药服务的覆盖范围，提升中医药在社区卫生服务中的地位和影响力。

2. 人员与资质管理

（1）人员配备：社区中医诊疗机构应根据业务需求，合理配置中医师、中药师、针灸推拿师等专业技术人员，确保人员数量和专业素质满足诊疗需求。

（2）资质要求：从事社区中医诊疗的人员应具备相应的中医执业资格，并经过专业培训，熟悉中医药理论和诊疗技术。同时，应定期参加继续教育和培训，提升专业技能和知识水平。

（3）职责与分工：明确各类人员分工和岗位职责，责任细分到各自岗位，确保各项诊疗工作的有序开展。

3. 诊疗流程与质量管理

（1）诊疗流程规范：要制订详细的中医诊疗流程，包括患者接诊、望闻问切、辨证论治、处方开具、治疗操作、随访复诊等环节。确保诊疗过程的规范化和标准化，减少诊疗差错和医疗事故的发生。

（2）质量控制体系：建立中医诊疗质量控制体系，定期对诊疗质量进行评估和反馈。通过收集患者满意度调查、治疗效果评价等信息，分析诊疗过程中存在的问题和不足，制定改进措施，持续提升诊疗质量。

（3）诊疗安全管理：加强中医药材的采购、储存、煎制等环节的管理，确保药材质量和用药安全。同时，严格执行诊疗操作规范，防止交叉感染和医疗事故的发生。

四、中药管理与使用

（一）中药材采购

建立中药材采购制度，选择信誉良好的供应商，确保中药材的质量和来源合法。定期对中药材进行质量检查，防止假冒伪劣药材进入诊疗机构。

（二）中药材储存

中药材应储存在干燥、通风、避光的环境中，防止霉变、虫蛀等问题的发生。同时，建立中药材库存管理制度，定期进行盘点和清理，确保药材的数量和质量符合要求。

（三）中药处方管理

医师开具中药处方时，应详细询问患者的病情和体质，根据辨证论治原则制订个性化的治疗方案。处方应书写规范、清晰，注明药物的名称、剂量、用法等信息。药师应对处方进行审核和调配，确保用药的准确性和合理性。

（四）中药煎制与服用

建立中药煎制规范，确保煎制过程的卫生和安全。患者服用中药时，应给予详细的用药指导和注意事项，同时提醒患者注意观察病情变化。

五、信息管理与技术支持

（一）信息化建设

加强社区机构的中医诊疗信息化建设，建立患者信息管理系统、电子病历系统等，实现患者信息的电子化存储和共享。通过信息化建设，提高诊疗工作的效率和准确性，方便患者就医和随访。

（二）技术支持与创新

鼓励和支持社区中医诊疗机构引进新技术、新设备，提升诊疗技术水平和服务能力。同时加强与高校、科研机构等的合作与交流，推动中医药科研和技术创新的发展。

六、监督与评估

（一）监督机制

建立社区中医诊疗管理的监督机制，定期对诊疗机构进行监督检查，确保其遵守相关法律法规和规范要求。同时，建立投诉举报机制，接受患者和社会的监督。

（二）评估与反馈

定期对社区中医诊疗管理进行评估，分析存在的问题和不足，制定改进措施并予以实施。同时，将评估结果反馈给相关人员和机构，促进管理水平的持续提升。

综上所述，通过加强人员与资质管理、诊疗流程与质量管理、中药管理与使用、信息管理与技术支持以及监督与评估等方面的工作，可以不断提升社区中医诊疗服务的质量和水平，为社区居民提供更加优质、安全、有效的中医药服务。同时，也有助于推动中医药事业的健康发展，为健康中国建设贡献力量。

（宋　肖　潘　娜）

第四节　社区住院诊疗管理

一、概述

（一）社区住院诊疗管理概念

社区住院诊疗管理又称社区医院病房管理，是指对入院接受诊疗的患者提供良好的医疗服务，所实行的以病房管理为中心的全过程管理活动，包括对住院诊疗组织结构的统计、医疗和护理质量的监控、医务人员实施诊疗活动行为规范、诊疗技术的应用管理、规划提高住院诊疗整体水平的目标管理等。

（二）社区住院诊疗管理的特点

1.**患者病情复杂**　大多数患者在门诊或家庭治疗即可，只有少数患者诊断不够明确，需要进一步观察或做进一步检查，或者治疗较复杂，或者需要隔离治疗等，才需要进行住院诊疗。所以，社区病房应有较强的医疗力量；有严密的工作制度和程序，及时对患者做出正确的诊断和治疗。

2.**诊疗的全面协同性**　住院治疗强调对患者实施全方位、系统性、持续性和计划性的医疗照顾。在此过程中，临床医师、护理人员及其他医疗辅助部门需要保持紧密沟通，协同合作，为患者提供综合、连贯的医疗服务。这种协同工作的模式能够最大限度地发挥医疗团队的整体效能，确保患者得到全面而有效的治疗。

（三）社区住院患者特点

社区卫生服务中心住院是以高血压、糖尿病、慢性阻塞性肺疾病、颈椎病、腰椎病、脑血管疾病恢复期进行中医、中药及康复治疗的患者为主。还包括各种疾病的终末期特别是肿瘤患者的临终关怀等；服务对象主要为老年患者。

社区卫生服务中心医生全面掌握各种疾病的诊疗规范，提高沟通能力，耐心听取患者的主诉，增强对患者的了解，考虑其经济情况，制订适宜的诊疗方案，使治疗合理安全。

二、社区住院医疗质量与安全管理

依据国家颁布的《医疗质量管理办法》，对社区医院设定了保障医疗质量与安全的基础制度框架。此框架涵盖了诊疗服务从始至终的质量管理体系，特别强调需严格遵循多项核心医疗质量安全制度，包括首诊负责制度、三级医师查房制度、分级护理制度、手术及抗菌药物的分级管理制度，以及临床用血的安全管理等。同时，坚决执行医院感染防控策略和医疗质量的内部公示机制，旨在提升透明度。此外，针对关键科室、区域、环节及技术，实施更为严格的质量安全监控，致力于推动诊疗活动的安全化，包括检查、用药及治疗方案的科学制定与执行。

（一）严格执行首诊负责制度

首诊负责制体系细分为医院、科室及医师3个层级，强调从首次接诊的医师（即首诊医师）开始，承担起对患者，尤其是紧急、危重病例的全方位医疗责任，包括检查、确诊、治疗、会诊协调、转诊安排、病情沟通等，直至诊疗流程结束。

在社区医院中，首诊医师需严格践行此制度，确保迅速而准确地为患者提供诊断与治疗，根据病情需要安排入院或转至更高级别的医疗机构。面对危重患者的紧急救治，首诊医师必须全力以赴，不得推脱或延误，并在抢救完成后6小时内详尽记录救治过程。首诊医师的首要任务是保障患者生命安全，任何因未严格执行首诊负责制而导致的医疗事故、差错或纠纷，相关责任人将依据医院规章制度承担相应责任。

（二）严格执行查房制度

1. **科主任、主任医师查房** 科主任及主任医师查房制度实行每周至少1～2次的全面检查，确保节假日无间断，集合主治医师、住院医师及护士长等核心医疗团队共同参与。主任医师的职责涵盖深入剖析疑难病症、复核新入院及危重患者的治疗规划，决策特殊医学检查及创新治疗方案，并积极参与全科病例讨论会。此外，他们还将通过随机抽查医嘱、病历记录及护理质量，敏锐识别并纠正潜在的质量问题，同时给予具体指导与监督实施。为了持续提升下级医护人员的专业技能与诊疗能力，主任医师还会定期利用具有代表性的典型或特殊病例组织教学查房，通过实践案例分享，深化理论知识，促进团队整体医疗水平的提升。

2. **主治医师查房** 社区医院的主治医师承担着与住院医师及责任护士等团队协作，每日至少进行1次全面查房的任务，旨在明确患者的诊断和治疗策略，并对是否需要转院或出院做出决策。对于危重病患，主治医师需进行特别关注，亲自或指导团队进行详尽查房，并及时向上级医师汇报病情，以便做出更准确的判断。此外，主治医师还肩负着培养下级医师的重任，通过每周的教学查房，传授临床经验和知识。在日常工作中，主治医师还需仔细审核病历记录，确保医嘱的执行情况和诊疗进程的准确性，密切关注治疗效果，力求预防任何医疗差错或事故的发生。同时，主治医师也积极参与病房管理工作，与护士长紧密合作，共同维护良好的医疗环境。

3. **住院医师查房** 住院医师需确保每日至少2次访查看负责的患者，常规安排于上、下午下班前及晚间1次查房。在查房过程中，应给予新入院及病情危重的患者特别关注，力求识别任何早期病情波动并迅速采取相应措施。此外，住院医师还需要为上级医师的查房精心准备，确保所有资料齐全，并在遇到特殊情况或复杂病例时，及时向上级医师汇报，以获取专业指导。查房时，不仅要核查当日医嘱的执行状况，还需要细致询问并了解患者的饮食起居情况，全面评估其健康状况。最后，住院医师应主动向患者征求关于医疗、护理及医院管理方面的反馈意见，以促进服务质量的持续改进。

（三）严格执行值班和交班制度

1. 科室应确保设立值班医师制度，值班人员需严格依据医师排班表顺序轮值，值班期间需坚守岗位，严禁擅自脱岗。在接班医师抵达前，交班医师不可擅自离开，确保工作无缝衔接。值班医师需具备独立应对医疗紧急事件的能力，并持有本院颁发的执业资格，方能上岗。其职责涵盖非办公时段及节假日的全科临时医疗事务处理，包括但不限于急危重症患者的监护、治疗与抢救工作，紧急会诊的响应，以及急诊入院患者的初步处理与病程记录等。

值班体系采取分层管理，一线医师需留宿病区，随时待命；二线医师在接到通知后应迅速响应，赶往现场；三线医师则保持通信畅通，随时准备提供远程指导或紧急支援。若一线医师因公务需短暂离开病区，必须提前向二线医师及值班护士报备去向，以确保医疗服务的连续性与安全性。同时，二、三线值班医师的通信设备须保持畅通，确保在紧急情况下能够迅速到位，共同维护患者的生命健康与安全。

2. 每日病区在早晨举行集体交接班会议，重点涵盖新入院、病情危重及出现变化的患者情况，以及任何需特别留意的事项。这些患者的具体病情和已采取的治疗措施需详细记录在交接班登记册中，并辅以床旁的实际交接确认，确保信息准确无误传递。接班医师在正式接手后，应立即巡视病房，全面掌握患者最新状况，并详尽记录值班期间的病情变化和治疗过程。夜间值班的医师在完成晨会交接班后，仍需继续参与当日所在医疗组的查房工作，直至所有任务完成方可休息，以此保障医疗工作的连续性和患者护理的无缝衔接。

（四）严格执行疑难病例讨论制度

为迅速明确诊断与个性化治疗方案，面对复杂疑难病例、住院初期（3 天内）诊断未明、或确诊后治疗 2 周病情未见好转甚至恶化的患者，须立即启动会诊机制进行深入探讨。此会诊由科室主任或副主任医师及以上职称医师引领，并确保至少有一名护士参与，从多角度综合考量病情。针对争议较大或治疗棘手的病例，可上报医务处，组织全院范围病例研讨，明确下一步治疗策略或考虑转院事宜。管床医师需预先整理完备的病例资料，设定清晰的讨论目标，并在会议现场负责详尽记录，内容涵盖讨论日期、主持人及参与者的职称信息、病情概述、讨论焦点与各方见解，最终提炼出结论性意见并正式纳入病程记录之中。

（五）严格执行急危重患者抢救制度

在医疗体系中，危重患者的紧急救治是临床工作的核心环节之一。为此，社区医院有责任建立并不断完善针对常见危重病情的抢救技术标准与应急处理预案，同时建立系统化的培训与考核流程，提升医护团队在紧急状况下的应变能力和救治效率，确保每一位危重患者都能得到及时、有效且专业的医疗救助。

1. 针对危重患者的救治，应采取积极主动的态度，确保抢救过程的规范与高效　在进行抢救时，必须严格依照既定的抢救流程与应急预案执行，口头下达的医嘱须明确无误，护士接收后需立即复述确认，确保执行的医嘱准确无误。抢救过程需同步记录，时间精确到分钟，确保每一步操作都有据可查。若因紧急情况未能及时记录，相关医务人员需在抢救后 6 小时内，补齐医嘱及补全抢救记录。对于重大抢救事件，应由科室主任或医院领导亲自组织，所有参与抢救的医护人员须服从统一指挥，紧密协作，共同为患者争取宝贵时间。

2. 关于危重与抢救病患的登记与告知制度，要严格按照规定执行　每当接收危重或需紧急抢救的患者时，必须立即进行登记，并同步填写危重病患通知书。负责管床的医师需密切跟进患者病情，适时且有效地与其家属（或陪同人员）进行沟通，无论是在抢救紧迫时刻通过口头通知，还是在后续阶段提供书面病重或病危告知，均需确保得到患者家属的签字确认，以此保障信息透明，尊重患者及其家属的知情权。

3.抢救室的管理必须严谨，确保其内部规章制度健全无遗漏　同时，该区域内的医疗设备需全面配备且保持最佳运行状态，任何急救所需物品均执行"五定"原则管理：明确设定所需物品的数量，固定存放位置以便迅速取用，指定专人负责物品的日常维护与管理，实施定期消毒处理以保障卫生安全，以及安排周期性检查与维修，确保所有设备随时可用，为紧急抢救工作提供保障。

（六）严格执行死亡病例讨论制度

关于死亡病例的讨论程序，在患者死亡后的1周之内，必须由科室主任负责主持进行病例讨论，如遇特殊情况，医务处将协调组织相关会议，参与者包括科室全体医生、护士长、责任护士及参与过抢救工作的护士。针对涉及刑事案件或医疗纠纷的死亡病例，讨论必须在患者死亡后的12小时内紧急召开，而对于需进行尸检的病例，则需在获得病理报告后的1周内完成讨论。

在讨论前，主管医师需确保病历资料及死亡抢救记录完整无缺。讨论过程中，主管医师在详尽汇报患者的病情概要、治疗历程及推测的死亡原因，随后由上级医师及参与抢救的其他医师进行补充，最终由主持人汇总各方意见，形成结论，并借此机会总结经验，吸取教训。

为了统一和规范，各科均使用统一的死亡讨论模板，主管医师需依据讨论内容综合整理，完成记录，并由科主任审核签字。同时，主管医师还需填写《死亡病例登记本》，并及时上报至公共卫生处。这些讨论记录由专人妥善保管，未经医务处明确许可，科室外部人员无权查阅或摘录，以确保讨论内容的机密性与安全性。

（七）严格执行新技术和新项目准入制度

1.鼓励社区医院研究、应用新技术　为了推动医疗技术领域的进步与革新，社区医院应当积极倡导并支持医疗新技术的探索与临床实践应用。严格遵循《医疗机构管理条例》及其他相关法律法规的指引，构建严谨的医疗技术准入体系，规范新技术的引进与管理，促进医院整体技术实力的持续提升。

2.医疗新技术依据其安全性和有效性的明确程度，被细致划分为三大类　第一类别是安全又高效的技术，医院通过标准的日常管理手段，便能在临床实践中确保它们的安全性与效能。第二类则是所谓的"禁止类技术"，这类技术因其在临床应用中安全性与有效性的不确定性，或是涉及伦理考量、卫生健康行政部门的明确禁令，以及尚处于临床试验阶段或已被临床淘汰，至于第三类，则被命名为"限制类技术"，尽管这些技术在安全性和有效性上已得到确认，但由于其技术复杂度高、伴随风险大，对医疗机构的服务能力及医护人员的专业水平提出了较高要求，因此需要设定特定条件方可实施；或者因其消耗稀缺资源、涉及重要伦理风险，而需受到严格的监管与控制。

3.社区医院应当实施严格的医疗新技术引入管理规范　对于任何计划引进但尚未在医院开展的新技术，相关科室需首先对其可行性进行分析。在确保技术安全、效果显著，并通过伦理和道德标准的评估之后，科室还需确保自身具备相应的技术支持、专业人员和必要设施。经过科室内部的充分讨论并获得一致同意后，应填写并提交"新技术、新项目申请表"至医院管理层进行全面的审核与评估。

（八）严格执行危急值报告制度

临床中的"危急值"体系涵盖了从检验、影像、超声、心电诊断到病理、内镜诊疗等多个领域的关键指标。这些"危急值"代表着患者某项检查结果已触及危及生命的阈值，预示其身体状况正处于极度危险边缘。面对此类情况，临床医师必须立即采取有效的干预措施或治疗方案，争分夺秒地拯救患者生命，确保患者能够脱离险境，转危为安。

社区医院需严格执行危急值报告制度，临床医务人员在接到"危急值"报告后，应与报告者复述确认，记录于"危急值报告本"，并立即通知主管医师或者科室主任，在15分钟内给予患者紧急病情处理。

（九）严格执行病历管理制度

1.鼓励社区医院推行病历无纸化，实施电子病历等级保护等制度，应规范、及时、准确、完整地书写和保管好相关病历资料，严禁任何人以任何形式盗取、篡改、伪造病历资料。住院治疗过程中，住院医师应完成和保管好住院病历资料，门诊患者如需要收住院治疗，门诊病历由患者或家属保管。而出院患者的病历，则应由住院科室在患者出院后尽速完成书写、审核及签字手续，并在7天内转交至病案室进行统一归档管理。

2.当前正在住院的病历、已完成但尚未归档至病案室的病历及所有未正式入档的住院病历，未经明确授权，严禁任何人私自携带出院区或进行复印。仅直接参与患者医疗活动的医护人员及医疗服务质量监控人员有权限查阅病历资料。对于非直接医疗用途，如科研或教学目的需查阅病历的情况，必须事先通过病历管理人员的严格审核并获得批准，借阅后需立即归还，并由管理人员详细记录借阅情况。同时，为确保病历资料的长期可追溯性，所有病历档案的保存期限均自患者最后一次就诊日起计算，至少保留30年。

（十）严格执行抗菌药物的分级管理制度

1.抗菌药物的分级　分为非限制使用、限制使用及特殊使用3级。首先，所有执业医师在通过专业考核后，方可获得开具非限制使用级抗菌药物的处方权。中级及以上职称的医师，则需进一步接受相关培训并通过考核，方能被授予限制使用级抗菌药物的处方权。在紧急情况下，为迅速应对患者需求，医师有权越级使用抗菌药物，但这一权限严格限定在单次使用且不超过1日用量的范围内，以确保用药的安全性与合理性。

2.抗菌药物选用原则　临床选用抗菌药物应综合分析考虑，根据患者感染程度、部位、和范围、病理生理特点、免疫功能、感染病原菌种类和药物价格选用合适的抗菌药物。

（十一）严格执行信息安全管理制度

关于社区医疗机构患者诊疗信息的全流程系统性安全保障制度，其核心要求概述如下：

首先，必须明确设立专责管理部门，并严格执行信息安全等级保护的相关标准与规定。在此体系下，社区医院的首席负责人被视为诊疗信息安全管理的首要责任人，承担着不可推卸的责任。

为确保信息安全，建立了一套完善的患者诊疗信息安全风险评估机制，并制订了相应的应急预案，以应对可能出现的安全威胁。同时，严格实施患者诊疗信息的保护制度，严禁任何形式的信息泄露，无论是出售还是擅自向第三方提供患者诊疗信息，都将受到严厉制裁。

为明确责任与权限，还需建立员工授权管理制度，详细的界定员工在接触和使用患者诊疗信息时的权限范围及其相应责任。此外，社区医院定期执行诊疗信息安全自查工作，旨在及时发现并纠正潜在的安全隐患。

在遭遇或疑似遭遇患者诊疗信息泄露、毁损、丢失等紧急情况时，应立即启动应急响应机制，采取一切必要措施进行补救，并严格按照规定程序向相关部门报告，以确保事态得到及时有效控制。

（十二）落实出院患者随访制度

致力于构建全方位、连续性的医疗服务体系，涵盖院前预防、院中治疗直至院后康复的各个阶段，从而实现治疗与康复的无缝衔接。

1. 构建详尽的出院患者追踪信息档案　此档案涵盖患者的基本信息如姓名、年龄、居住地址、联系电话，以及关键医疗过程如入院初步诊断、治疗效果总结、出院时的最终诊断及预定的随访时间点。这一重要任务交由患者住院期间的主管医师全权负责填写，确保信息的准确性和完整性。随访工作的首要责任人设定为患者的直接主管医师，但科室主任或其他具备资质的医疗人员同样可担此重任，根据实际需要灵活安排。主管医师需严谨遵循规定，将每次随访的详细情况记录在患者信息档案的随访专栏中，并基于随访结果评估是否需邀请上级医师或科室主任共同参与后续的随访工作。科室主任则需保持每月至少 1 次的监督频率，核查主管医师对其分管患者的随访执行情况，对任何疏漏之处及时予以提醒和纠正。医院层面亦会实施定期审查机制，对各科室的出院患者随访管理进行全面指导与评估，对发现的问题迅速通报并推动整改措施的实施。

2. 采取多元化的随访方式　如通过电话沟通进行远程随访，以及安排上门探访进行面对面的随诊。以全面了解患者出院后的康复进展，包括治疗效果的观察、病情动态变化的评估等关键信息。同时，还应根据患者的具体情况，给予个性化的用药指导、康复计划制定、复诊提醒及应对病情变化的处置建议。随访的频率灵活设定，确保满足每位患者的实际需求，对于接受可能产生显著副作用的治疗或病情较为复杂的患者，实施即时随访机制；对于需长期管理的慢性病患者，则设定初期较为频繁的随访周期（每 2 ～ 4 周 1 次），随后逐渐调整为每 3 个月至少 1 次的定期随访，以确保患者持续获得必要的医疗支持与关怀。

三、社区住院护理质量与安全管理

社区医院要充分认识医疗机构护理工作的重要性，坚持"以患者为中心"的理念，夯实基础护理，提高护理服务质量，加强科学管理，促进社区医院临床护理工作贴近患者、贴近社会。

（一）建立护理质量管理制度

成立社区医院护理质量管理委员会、各成员分别为医院和科室的护理质量监测人员；护理质量监测人员要认真负责，按质控标准公正、严格地进行检查和督导，同时质控标准应及时修改并进行持续质量改进；科室质控小组人员对本科室护理质量全面负责，认真监测并做好记录，每月开会总结提出整改措施；护士长每周定时检查，随时反馈，每天对重点患者进行查房，结合每周工作重点及护理单元特点进行质量控制；医院护理质量监测人员须严格履行工作职责，深入科室（含夜间工作），每月进行督导检查，每季度进行一次全面综合检查，发放护理满意度调查表并做好记录；医院护理质量管理委员会对全院护理工作每半年进行一次全面检查，并及时总结反馈，提出整改措施。

（二）落实护理安全管理制度

护理工作中严格执行各项护理安全管理制度，减少影响护理安全事件的发生。

1. 毒麻药品管理制度　为确保毒麻药品的安全管理与合理使用，采取一系列严格的管理措施。首先，实行专人负责制，所有毒麻药品均存放于特设的密码箱内，并配以坚固的专柜及锁具，执行双人双重管理原则，确保密码与钥匙分别由不同人员妥善保管。每班交接时，均需细致清点药品数量并详细记录，确保无缝衔接。此外，护士长需每周亲自检查药品管理情况并签字确认，以加强监督。

在使用环节，所有毒麻药品的取用均须严格遵照医嘱执行，并由医师开具专门的麻醉处方。使用后，及时凭处方补充药品，确保库存充足。同时，每周定期检查毒麻药品的质量，一旦发现变质、沉淀、变色或过期等情况，立即进行更换处理，保障患者用药安全。毒麻药品严禁随意外借，仅供本病区患者使用，且医务人员不得私自开具处方自用，杜绝一切潜在风险。

2. 医用氧和中心吸引管理制度　对于中心供氧系统及氧气筒，必须严格执行"四防"措施，即防震、防火、防油、防热。保持存放区域通风良好且干燥，一旦发现氧气泄漏，应立即向氧气站报告；禁止将易燃易爆物品带进病房；禁止患者及其家属在氧气、吸引阀门及快速接头上悬挂物品；安装湿化瓶操作应熟练，不能硬推、硬拉造成快速接头损坏；中心吸引应经常检查负压瓶是否通畅，及时倾倒负压瓶内污物，以防污物吸入管道，造成管道阻塞，影响患者的抢救和治疗；氧气筒内氧气不可用尽，压力表上指针降至 0.49MPa（5kg/cm^2）时，即不可使用，以防灰尘进入筒内，再次充氧时引起爆炸。对未用或已用空的氧气筒，应分别悬挂"满"或"空"的标志，以便及时调换氧气筒，避免影响抢救；吸氧患者，按照医院感染管理的要求更换湿化瓶和鼻导管及面罩等。

3. 药物过敏试验用药安全管理

（1）药物种类：包括但不限于青霉素、破伤风抗毒素、普鲁卡因、含碘的造影剂、青霉素类药物、结核菌素等。

（2）药物过敏试验原则：在执行测试前，询问患者的过敏历史，对已知过敏者直接排除测试，对过敏体质者需采取更为谨慎的态度进行评估。药物使用前，必须经过双人严格核对无误，确保安全。针对青霉素类药物，皮试结果阴性后需明确标注药物批号。若测试结果呈阳性，则禁止使用该药物，并在患者病历、手腕带上以红笔显著标注，同时在床头牌设置警示标识，并向患者及其家属明确告知相关情况。

（3）试验配制规范：配制试验的溶媒一般采用生理盐水，如注射用水可能引发假阳性反应。对于疑似假阳性情况，应采用生理盐水进行对照试验以确认。溶媒应专用，使用后需在标签上明确标注使用情况。此外，各类药物过敏试验的注射器及针头均需独立专用，避免交叉污染。试验所需药液应现用现配确保浓度与剂量准确无误。在试验前 24～48 小时，应避免使用抗组胺类药物，以防干扰皮试结果的准确性。值得注意的是，青霉素与链霉素等药物，若停药超过 24 小时或在治疗过程中更换药物批号，均需重新进行过敏测试。为确保安全，各类药物过敏试验前应充分准备急救物品与药品，以应对可能发生的紧急情况。

4. 手术室安全管理制度　为确保手术室操作的安全与高效，特制定以下安全管理规范。

（1）物品管理：手术室内的有菌与无菌物品须严格区分，并指定专人负责保管，确保无菌状态不受污染。

（2）消毒隔离：严格执行手术室的消毒隔离标准，保证清洁无菌的手术环境，降低感染风险。

（3）患者核对：在交接患者时，需详细核对患者的基本信息、手术名称、手术部位及携带物品等，确保手术准确无误。

（4）三方查对：术前，手术医师、麻醉师及护士需共同参与患者的查对流程，确认无误后，根据患者手术需求摆放合适体位，并进行适当约束，以保障患者安全。

（5）用物查对与记录：在手术的关键节点，如术前、关闭体腔前后，洗手护士与巡回护士需严格查对手术用物，包括器械、缝针、纱布等，并做好详细记录，确保无遗漏。

（6）岗位坚守与换班：手术过程中，洗手护士与巡回护士须坚守岗位，除紧急情况外，不得随意更换人员，以确保手术的连续性和安全性。

（7）用药与输血管理：手术中的用药、输血等操作，必须严格遵循查对制度和操作规程，确保患者用药安全。

（8）电器设备使用：正确使用手术室内的电器设备，如电刀、吸引器等，遵循操作规程，防止操作不当引发的安全风险。

（9）标本管理：手术取下的标本，需由洗手护士与手术者共同核对无误后，方可送至病理科，确保标本的准确性。

5. 注射室安全管理制度　各种器械或治疗用品，均应严格执行消毒、灭菌监测制度，合格方可使用。采取双人核对制度，认真执行有效医嘱。遇有特殊用药时，应与医师核对无误后，方可执行，杜绝差错事故的发生；核对的内容包括姓名、年龄、药物名称、剂量、浓度、用法、时间、药物的有效期有无破损，溶液有无浑浊，异物及有无配伍禁忌；严格无菌技术操作，防止输液反应及各种感染情况的发生；输液过程中做好健康教育，告诉患者用药的注意事项和不良反应。

6. 中心静脉输液治疗护理管理制度　为满足临床患者需求，保证中心静脉护理质量和患者安全，降低中心静脉导管相关并发症的发生，制定社区医院中心静脉输液治疗护理管理制度。此制度覆盖多种中心静脉导管类型，包括但不限于经外周静脉穿刺中心静脉置管（PICC）、设置于胸壁或上臂的静脉输液港（PORT）、经颈静脉、锁骨下静脉及股静脉置入的中心静脉导管（CVC）等；中心静脉导管置管人员应取得相关资质证书，并经医院授权后方可进行置管，中心静脉导管维护人员经培训、考核合格后方可行导管维护；中心静脉导管置入应严格掌握适应证，置管与维护严格遵循诊疗技术规范和操作标准，中心静脉置管室、置管手术室应整洁，无积灰或明显的污渍、血渍，每天进行常规消毒；科室若没有有资质的置管护士，应按照会诊制度请会诊专家会诊置管；医院及科室开展多种形式的患者健康宣教，让患者主动参与中心静脉导管的选择及日常管理。

（三）分级护理制度

为了提升社区医院临床护理工作的效能与品质，确保每位患者获得适宜的护理服务，应根据患者病情及自理能力实施分级护理制度。这一制度的核心在于，医护人员依据患者的具体病情状况及日常生活自理能力，精准匹配并落实相应层级的护理计划。分级护理细化为4个层次：特级护理、一级护理、二级护理及三级护理，每一级别均对应不同的护理对象及护理要求。护理级别标识在床头卡、床位图等患者信息载体体现，为直观展示患者的护理级别，采用不同的颜色显示：特级护理用红色标记，一级护理用粉色标记，二级护理用黄色标记，三级护理用绿色标记，使得医护人员快速识别，同时促进了护理工作的有序进行。临床护理人员依据每位患者的特定护理分级及主治医师精心规划的诊疗方案，为患者提供基础护理服务和护理专业技术服务。

1.特级护理标准

（1）分级依据

1）紧急监护与抢救需求：此级别面向那些病情极端严重，随时可能急剧恶化，迫切需要持续监测与及时抢救的患者。这些患者的生命体征极不稳定，需要进行不间断的医学监护，以确保在紧急情况下能够迅速启动救治程序。

2）重症监护与生命维持治疗：针对正在接受重症监护治疗，维持生命体征的患者。这些患者往往处于生死边缘，通过高级生命支持手段，如呼吸机辅助通气、循环支持等，进行抢救性治疗，以争取恢复稳定状态或延长生存时间。

3）重大术后与严重创伤：适用于经历复杂手术、遭受严重创伤或大面积烧伤的患者。这些患者在术后或创伤后处于极度虚弱状态，身体功能遭受重创，需要全方位、高强度的专业护理，以促进伤口愈合、预防感染及并发症，并逐步恢复生理功能。

（2）护理要点

1）严密观察患者病情变化，监测生命体征，及时发现潜在并发症。

2）正确执行医嘱，包括治疗方案的实施与药物的准确给予，同时细心观察患者用药后的反应，并对出入量进行精确计量，以全面评估治疗效果与患者状况。

3）根据患者病情，正确实施气道护理、管路护理等专业护理。

4）做好跌倒（坠床）、压力性损伤等风险评估，严格床旁交接班，落实安全管理。

5）根据患者病情和自理能力，实施基础护理和生活照护。

6）实施心理护理，协助功能锻炼，给予健康指导。

7）履行告知患者病情的义务，尊重患者知晓病情的权利。

8）保持病室环境清洁。

2.一级护理标准

（1）分级依据

1）病情趋向稳定的重症患者。

2）病情不稳定或随时可能发生变化的患者。

3）手术后或者治疗期间需要严格卧床的患者。

4）自理能力重度依赖的患者。

（2）护理标准

1）每小时巡视患者，观察病情变化，监测生命体征。

2）正确执行医嘱，实施治疗、给药措施，观察用药后反应。

3）根据患者病情，正确实施气道护理、管路护理等专业护理。

4）做好跌倒（坠床）、压力性损伤等风险评估，落实安全管理，鼓励患者和家属参与医疗安全。

5）根据患者病情和自理能力，实施基础护理和生活照护。

6）实施心理护理，提供护理相关健康指导。

7）保持病室空气清新和环境清洁。

3. 二级护理服务标准

（1）分级依据

1）病情趋于稳定或未明确诊断前，仍需持续观察，且自理能力为轻度依赖的患者。

2）病情稳定但仍需卧床，且自理能力轻度依赖的患者。

3）病情稳定或正处于康复阶段，且自理能力处于中度依赖的患者。

（2）护理标准

1）每 2 小时巡视，观察病情变化，根据病情监测生命体征。

2）正确执行医嘱，实施治疗、给药措施，观察用药后反应。

3）根据患者病情，正确实施气道护理、管路护理等专业护理。

4）做好跌倒（坠床）、压力性损伤等风险评估，落实安全管理，鼓励患者及其家属参与医疗安全。

5）心理护理与健康指导并重，根据患者心理状态，提供个性化心理护理，同时传授护理相关健康知识，助力患者身心全面康复。

6）保持病室空气清新和环境清洁。

4. 三级护理服务标准

（1）分级依据：病情稳定或处于康复期，且自理能力处于轻度依赖或无须依赖的患者。

（2）护理标准

1）每 3 小时巡视，观察病情变化，根据病情监测生命体征。

2）正确执行医嘱，实施治疗、给药措施，观察用药后反应。

3）做好跌倒（坠床）等风险评估，指导患者采取跌倒预防措施。

4）根据患者病情实施心理护理，提供护理相关健康指导。

5）保持病室空气清新和环境清洁。

附表 3-1：Barthel 指数（BI）评定表

附表 3-1　Barthel 指数（BI）评定表

序号	项目	完全独立	需要部分帮助	需要极大帮助	完全依赖
1	进食	10	5	0	—
2	洗澡	5	0	—	—
3	修饰	5	0	—	—

序号	项目	完全独立	需要部分帮助	需要极大帮助	完全依赖
4	穿衣	10	5	0	—
5	控制大便	10	5	0	—
6	控制小便	10	5	0	—
7	如厕	10	5	0	—
8	床椅转移	15	10	5	0
9	平地行走	15	10	5	0
10	上下楼梯	10	5	0	—

Barthel 功能状态评估指数（BI）：此指数旨在全面量化患者日常生活自理能力，通过细致评估一系列独立行为活动的表现来确定个体得分，得分范围覆盖 0 ~ 100 分，为临床提供患者功能状态的直观参考依据。儿童患者、精神疾病患者等自理能力等级评估可参考相应专科量表确定

附表 3-2：自理能力分级

附表 3-2　自理能力分级

自理能力等级	Barthel 得分范围	需要照护程度
重度依赖	≤ 40	完全不能自理，全部需要他人照护
中度依赖	41 ~ 60 分	部分不能自理，大部分需要他人照护
轻度依赖	61 ~ 99 分	极少部分不能自理，部分需要他人照护
无须依赖	100 分	完全能自理，无须他人照护

（四）护理查对制度

社区医院护士在工作中必须本着严肃认真的态度，严格执行查对制度，以保证患者的安全和护理工作的正常运行。

1. 医嘱查对制度

（1）处理医嘱时应核对医嘱的正确性，发现问题及时与医嘱下达者进行核实。

（2）医嘱处理，由责任护士进行医嘱查对，查对者与处理者不能为同一人，查对无误后方可执行。

（3）医嘱执行者再次查对，无误后方可执行。

（4）护士长每天进行医嘱查对，护士长不在时由当班高年资护士负责完成查对。

2. 服药、注射、输液查对制度

（1）服药、注射、输液必须严格遵守"三查八对"制度："三查"即操作前、操作中、操作后查，"八对"即核对床号、姓名、药名、剂量、浓度、时间、用法、有效期。同时密切关注患者用药后的反应。所有药物摆放后，必须经双人复核确认无误后方可执行。

（2）药品分类管理，为预防意外，口服药、注射剂及外用药物应清晰分类存放，便于识别与使用。

（3）静脉注射用药的严格筛查：在收发静脉用药时，核查药品的生产日期、批号、有

效期，检查瓶体完整性及液体状态，如有无裂纹、絮状物，软包装还需确认是否漏液、漏气，外包装是否完好，确保每一环节都符合使用标准。

（4）口服药物发放流程：严格遵守口服药给药操作的规章流程，若患者不在，则暂不发放口服药，发药时必须携带服药单，向患者说明服药方法及注意事项，同时观察用药后的反应，并在服药单上签名和执行时间。

（5）液体管理：使用大液体时，要严格把好"四关"，即搬液体进治疗室和接收液体、摆药前、配液体前和上挂输液架前的检查关。做到"五查"，即查瓶口有无松动，查标签是否清楚，查药液有无浑浊、变质、絮状物，查瓶子、软包装有无裂痕或漏液，查生产日期和有效期。

（6）加药与输液的双重核对机制：加药前必须经双人核对，一组液体加完后，在治疗室内的输液卡上相应栏内打钩并标注时间与执行者姓名。

（7）静脉用药执行的确认流程：执行静脉用药前必须再次核对信息，并在输液执行单上做好记录，包括打钩、签注时间及姓名。

（8）注射药物的规范操作：注射药物必须放置在治疗盘内，根据药物作用和性质规范执行，控制注射时间。注射完毕，及时记录时间与执行者姓名。

（9）为保证患者用药安全，不允许服用患者自带药物。

（10）如患者提出疑问，查清后方可执行。

（五）护理交接班制度

值班护理人员需坚守岗位、尽职尽责，确保各项护理工作准确进行。每班必须按时交接班，交接班时接班者提前15分钟到达科室，仔细查看护理记录、交班报告并逐一清点物品、药品。在接班者完全明确交班内容前，交班者不得擅自离岗。交班前，值班护士须完成本班所有工作，并为下一班做好充分准备，包括整理护理记录与交班报告，妥善处理使用过的物品，确保接班工作的顺畅进行。交接班过程中，如遇到任何疑问或交接不清之处，应立即查明并确认。明确责任划分：接班前发现的问题由交班者负责，接班后出现的问题则由接班者承担。交班报告应由值班护士亲自撰写；护理记录则由责任护士负责，内容需简明扼要，准确反映患者病情的动态变化，并规范使用医学术语。早晨集体交接班时，应认真听取夜班护士的交班汇报，确保护理记录清晰无误，口头交代详尽明了，并亲自到患者床头进行交班。

交班内容主要包含交代清楚住院患者总人数、出入院、转院、危重、死亡人数，护理记录需详细记录新入院、危重、抢救及有特殊检查处置患者的护理情况、病情变化、心理状况及医嘱执行情况，对尚未完成的工作，也应向接班者交代清楚；床头交班时，重点交接危重、抢救、瘫痪患者的生命体征、输液状况、皮肤情况、引流管状态及各项护理措施的执行情况；同时，明确交接常备、贵重及抢救物品、器械、仪器等的数量与效能，交接班双方均需签字确认并共同巡视检查病房，确保所有患者均在病室内（患者不在应说明原因）及病情有无变化。环境需达到安全、舒适的要求及各项制度落实情况。

（六）医嘱制度

1. 开具医嘱的资质要求　所有医嘱必须由具备医师资格证、执业证及处方权的本机构医师亲自开具。

2. **医嘱内容的明确性**　在开具医嘱时，必须详尽标注药物的名称、浓度、剂量、剂型、用药频次或间隔时间以及具体用法。对于涉及特殊治疗的医嘱，还需特别注明治疗部位。

3. **医嘱的处理与执行流程**　医嘱下达后，需由主班护士负责处理，并经责任护士仔细核对无误后，方可执行。未停医嘱前，护士需持续执行，除非遇到特殊情况。对于任何存疑的医嘱，护士有责任与开具医嘱的医师确认无误后再执行处理。

4. **口头医嘱的特殊情况处理**　在正常情况下，口头医嘱无效。只有在抢救患者时，口头医嘱有效且护士在执行时，必须先复述一遍以确认无误，并在抢救结束后6小时内，由医师及时补记书面医嘱。

5. **无医嘱时的应急处理**　日常工作中无医师医嘱的情况下，护士不得擅自对患者进行任何对症处理。只有紧急抢救且医师不在场的特殊情况下，护士可根据患者病情，临时给予必要的紧急处理措施（如吸氧、建立静脉通路、调整患者体位等），并详细记录处理过程，随后及时向医师汇报。

（七）住院患者身份识别制度及手腕带标识使用制度与流程

为加强社区医疗安全管理，严格执行查对制度，确保患者安全，需制订住院患者身份识别制度与操作流程；所有住院患者需佩戴手腕带，手腕带佩戴前需经双人核对，确保患者手腕带信息与身份证／社保卡信息一致，填写过敏史等信息，字迹清楚，填写齐全；进行各项操作诊疗前，核对执行单、手腕带信息，在执行任何医疗操作或诊疗之前，医护人员需采用两种或两种以上的身份识别方法，包括核对执行单与患者手腕带上的信息，避免仅依赖房间号或床号进行识别的做法；对于处于昏迷、神志不清或无自主能力的重症患者，除查对患者手腕带外，还需向家属确认；患者出院时，应剪下手腕带放入医疗垃圾袋内。住院期间不得随意取下或损坏腕带，如有损坏重新打印并由护士再次双人核对给予佩戴。

（八）患者入、出院护理工作制度

1. **患者入院护理工作制度**　病房应当建立并落实责任制整体护理模式；责任护士应及时接待、妥善合理安排新入院患者，并通知主管医师；责任护士不仅主动向患者做自我介绍，还应认真核查患者的住院信息，确保准确无误，同时提供详尽的入院指导；遵医嘱有计划完成入院患者的标本采集，协助医师实施治疗性措施；责任护士需准确测量新入院患者的生命体征，给予入院护理评估，准确填写各类护理风险评估单，并确保所有记录均及时准确。给患者提供必要的护理措施并及时与医师沟通患者有关情况。

2. **患者出院护理工作制度**　落实责任制整体护理模式，依据出院医嘱，做好出院宣教工作，包括复诊时间、流程、居家自我护理及注意事项等，必要时提供书面健康教育材料；有条件应当为出院患者提供延续性护理服务，通过电话、短信、上门服务等多种形式提供随访服务。

（九）危重患者抢救制度

医院业务技术水平和管理水平的重要标志之一为危重患者的抢救，更是临床护理工作的一项重点任务。因此，应不断提升医护人员的抢救技能、应急反应能力，团队协作能力及专业知识储备，争分夺秒地挽救患者生命。

面对新入院或突发的危重病患，值班护士须即刻启动紧急响应机制，第一时间通知医生到场主持抢救工作。在等待医生抵达的过程中，护士应迅速集结抢救所需物品，并立即展开初步急救措施：提供氧气支持、实施人工呼吸、进行胸外心脏按压、有效吸痰清理呼吸道、控制出血及迅速建立静脉输液通道等，争取抢救时间。在整个抢救过程中，护士需紧密配合医生，准确无误地执行每一项医嘱。对于口头下达的紧急医嘱，护士必须清晰复述一遍以确认无误，并经医生确认后，方可执行，并将执行细节详尽记录在护理记录中。危重病患的抢救工作应就地展开，直至其病情趋于稳定后方可移动转移。严格执行交接班与查对制度，确保每位参与抢救的医护人员都能及时掌握患者病情变化、抢救进程及用药详情，所有相关信息均需详细记录在案，为后续诊疗提供可靠依据。抢救任务完成后，护士需仔细整理抢救现场，完成抢救登记与消毒工作，并在抢救结束后 6 小时内，回顾并补全护理记录，确保所有抢救细节均被准确、全面地记录。

（十）护理差错、事故报告制度

当护理工作中出现差错或事故时，直接责任人须立即向护士长汇报，同时迅速采取补救措施，最大限度地减少对患者健康的潜在危害或实际损害。护士长接到报告后，应迅速按照层级管理原则逐级上报至护理部，护理部则须立即向主管院长通报情况，并提交详尽的书面报告。在周末及节假日期间，应直接向护理部值班人员报告。对于所有涉及差错事故的相关记录、检查报告以及导致事故发生的药品、器械、物品等，必须严格保管，严禁擅自篡改或销毁，同时保留患者标本以备后续鉴定之需。责任人需根据差错事故的具体类型，及时、准确地完成上报流程。护士长需迅速组织科室内部讨论，深入分析原因，总结经验教训。对于故意隐瞒不报或未按规定流程上报的护理单元及个人，将依据情节严重程度给予相应处分。对于进修护士发生的差错事故，护理质量管理部门将专门组织讨论，并将讨论意见正式通知其所在单位，同时记录在个人鉴定材料中。护理部将定期全面总结与分析全院范围内的护理差错事故情况，针对共性问题提出有效的防范措施，并在护士长会议上定期公布。对于构成医疗事故的情况，将严格按照国家《医疗事故处理条例》的相关规定执行。

（十一）护理行为告知制度

为提高护理服务质量和工作效率，减少投诉纠纷，树立护理队伍的良好形象，结合护理工作的实际，制定本制度。

口头告知患者及其家属：对于护理工作中所有操作，执行前必须告诉患者目的、如何配合以及注意事项；对于一些有创性操作，实行告知单告知，告知单上必须明确注明各项注意事项、并发症，并由患者或患者授权的家属签字；对没有做到告知，造成患者及其家属不理解，甚至发生纠纷，视情节给予批评教育，被有效投诉的，按规定进行处罚。

（十二）患者约束管理制度

1. **实施约束的原则**　严格遵守保护性约束使用指征；医护人员应尊重患者自主选择治疗方案的权利，约束时必须对患者进行详细评估，且征得家属同意，并签署《约束告知协议书》；身体约束使用全过程遵循安全性原则，不宜长时间使用。必须使用身体约束时，将对患者进行持续监测与评估，约束具应正确使用，被约束的肢体必须定期进行被动活动，观察约束过程中可能出现的并发症并记录。

2. **实施保护性约束指征**　各种原因引起的谵妄、躁动、昏迷等意识不清的危重患者；一时不能用药物控制症状者；癫痫、酒精中毒所致的精神障碍，行为过于冲动有自伤或伤人行为的患者。

3. 约束流程　首先，需向患者家属详细解释约束的必要性和流程，并获得其书面同意。之后，医生会根据情况开具"保护性约束"医嘱。在紧急情况下，护士可先采取约束措施，随后通知医生补开医嘱。护士应根据患者的具体状况选择合适的约束工具和方法，并在护理记录中详细记录约束的原因、类型、部位及持续时间。一旦约束指征消失，将立即解除约束并记录相关情况。

（十三）患者跌倒坠床风险评估管理制度

1. 全面评估患者跌倒坠床风险，建立可靠和有效的评估工具

（1）初始评估住院患者跌倒坠床风险：每位新入院的患者，在入院后的首个8小时内，须接受一次全面的跌倒与坠床风险评估。向患者及其家属开展关于预防跌倒坠床风险的教育，并要求与评估结果显示为高风险的患者或其家属签订《防跌倒坠床安全知情同意书》，确保所有环节均有详细记录。

（2）有以下情况须再次评估：手术前后、疼痛、意识、活动、自我照护能力等改变的病情变化；在使用影响意识、活动、易导致跌倒的药物后；患者从原病区转入新病区后；发生跌倒事件后；特殊检查治疗后；自动列为高风险患者，风险因素解除后，高风险患者出院前。

（3）自动列为高风险患者：包括中深度镇静及手术（非局部麻醉）后，在麻醉过程及复苏后的6小时内、产妇在分娩后的24小时内、肢体无力、步态不稳、重度贫血、视物不清、晚期妊娠、意识障碍、眩晕、头晕、精神状态差等。

2. 制订并落实患者跌倒坠床防范措施

（1）强化高风险患者的监控与沟通：对于评估为跌倒坠床高风险的住院患者，责任护士需通知主管医生，并严格交接班（包括晨间集体交班）。优先将高风险患者安置在靠近护士站的床位，呼叫器等物品放在患者易取位置，卧床时加用护栏，避免用力倚靠床挡，离床活动时应有专人陪护。床头放置高危标识牌，并告知患者及其家属。

（2）个性化护理躁动患者：对于情绪躁动或行为不受控的患者，应明确要求留陪人，并由责任护士对陪人进行详尽的安全指导，特别强调预防跌倒坠床的重要性。对于因药物治疗或病情本身导致头晕、视物模糊的患者，夜间频繁如厕或身体虚弱且无家属陪伴的患者，应增加巡视频次，确保及时发现并干预潜在风险。

（3）确保移动设备的稳定性：医院内所有配备轮子的床、椅、桌、车等移动设备，均必须装备锁定装置，以预防意外滑动或倾倒。每次使用前，务必检查锁定装置的功能完好性，并调整病床至适宜高度，以符合患者的实际需求，降低因设备不稳定导致的跌倒风险。

（4）提升全院安全意识与培训：社区医院应高度重视预防患者跌倒坠床的工作，不仅限于医护人员，还应涵盖行政后勤、保洁、保安等全体职工。通过定期组织专题培训，增强全院人员的安全意识与应急处理能力。同时，加强对患者及其家属的安全宣教工作，通过发放宣传册、举办讲座等形式，提高患者及其家属对跌倒坠床风险的认知，鼓励他们积极参与预防工作，共同构建安全的住院环境。

3. 强化患者跌倒坠床事件的应急管理与持续改进

（1）一旦患者发生跌倒或坠床事件，当班护士需立即响应，迅速抵达现场并即刻通知医生。随后，细致检查患者的全身与局部损伤情况，初步评估是否存在危及生命的体征、

骨折、肌肉拉伤或韧带撕裂等状况。秉持患者安全至上的原则，与医生紧密合作，迅速启动并实施救援措施。

（2）责任护士需严格遵循不良事件上报的既定流程与标准，第一时间登录不良事件管理系统，准确填写《患者跌倒坠床不良事件报告单》，并及时上报至护士长，护士长逐级上报。

（3）为深入剖析原因并预防类似事件的发生，护士长在不良事件发生后的 7 日内，组织科室全体成员召开专题会议，针对跌倒坠床事件进行讨论，明确原因，制订并落实具体的改进措施。

（4）科主任、护士长要定期组织科室全体医护人员进行跌倒坠床相关知识的培训，医护人员也应积极向患者及其家属普及预防跌倒坠床的安全知识，增强患者自我保护意识。

（5）医院相关职能部门将定期审视并深入分析导致患者跌倒坠床的各种因素，形成针对性的整改建议，提交至医院质量与安全管理委员会审议批准后，由相关部门负责具体执行与监督，以确保整改措施的有效落实。

（十四）患者压力性损伤风险防范管理制度

压力性损伤是指位于骨隆突处，医疗或其他器械下的软组织和（或）皮肤的局部损伤。

1. 构建精准高效的评估体系，全面识别患者压力性损伤风险

（1）自患者接诊起，医务人员即应敏锐捕捉压力性损伤的风险信号，特别关注高龄群体、营养不良者、长期卧床患者、失禁人群及需维持特定体位的患者，这些均为压力性损伤的高风险人群。

（2）每位患者入院或转科后的首个 6 小时内，由责任护士执行压力性损伤风险的首次评估，利用《Braden 压力性损伤风险评估表》进行量化评分，并将此记录作为病历的一部分妥善保存。评分低于或等于 18 分的患者，将被视为压力性损伤的高风险个体。

（3）根据首次评估结果，实施差异化评估频率：评分高于 18 分者，每周例行评估 1 次；而评分 18 分及 18 分以下者，则需每日进行评估。此外，遇患者特殊状况或病情显著变化（如手术前后）时，应即刻进行再评估。

（4）当患者需转科治疗时，确保其《压力性损伤风险教育及知情同意书》与护理记录同步转至接收科室。

2. 压力性损伤上报及管理措施

（1）高危患者与外来损伤患者的及时评估与沟通：一旦发现存在压力性损伤高度风险的患者或是已存在外部带入性压力性损伤的患者，责任护士将迅速进行患者全身皮肤状态的详尽评估，并立即向护士长报告。同时，责任护士会详细向患者及其家属解释评估结果，确保患者及其家属充分知情，并在《压力性损伤风险教育知情同意书》上签字，以此促进医患之间的理解与信任，有效预防医疗纠纷。随后，护士长将携手科室联络员，在 24 小时内共同探讨并制定出个性化的护理方案，填写并提交《压力性损伤上报表》，持续观察并记录患者的压力性损伤状况。

（2）个性化护理计划的迅速制订：护士长在接到报告后的 24 小时内，应亲自查看患者，并召集科室护士团队，基于患者的具体状况，集思广益，制订一套详尽且周密的护理计划。

（3）护理干预措施的有效执行：责任护士将严格按照既定护理计划，积极采取一系列有效的护理干预手段，从源头上降低压力性损伤的发生率。

（4）疑难病例的会诊申请与后续跟踪：面对本科室难以独立处理的复杂病例，护士长应向专业人员提出会诊申请，借助更专业的力量共同解决难题。同时，本科室的护士长或联络员将负责跟踪会诊后的治疗进展与患者的康复情况，并详细记录每一环节。

3. 压力性损伤的预防措施

（1）明确压力性损伤高危因素：大小便失禁或多汗，皮肤经常受潮湿、摩擦的刺激，使皮肤抵抗力降低者；长期卧床不能自行翻身者；年老体弱、高热、营养不良、恶病质等。

（2）避免局部长期受压：为了避免局部皮肤长时间受压，应使用气垫床，鼓励和帮助患者定时翻身，一般为每2小时1次，翻身时应避免推拖拉等动作，石膏、夹板患者衬好内垫。

（3）强化交接班：每班次的医护人应仔细检查患者受压部位，并根据患者的具体病情制定相应的预防措施。

（4）避免局部皮肤受刺激：保持患者床单位平整无皱褶、清洁干燥无渣屑；对大小便失禁的患者，更应注意保持皮肤的干燥和床单位的整洁，使用便盆时要轻柔操作，防止擦伤皮肤。

（5）加强营养：建议患者采用高蛋白饮食，对于不能进食者，应通过鼻饲或静脉等方式补充营养。

4. 掌握正确的压力性损伤处理方法

（1）1、2期压力性损伤的处理：首先，需立即悬空受损区域，确保该部位不再承受压力。随后，可选用水胶体敷料或泡沫敷料进行覆盖，促进伤口愈合并防止进一步损伤。若皮肤出现水疱，应根据实际情况采取适当措施处理，如保持水疱完整或小心抽吸泡液等。

（2）3、4期压力性损伤的处理：此阶段的压力性损伤深度各异，取决于其所在部位的解剖结构。对于鼻、耳、枕部、足踝部等皮下组织较少的区域，可能仅表现为浅表溃疡；而在其他部位，则可能深入肌肉、筋膜、肌腱乃至关节囊，甚至引发骨髓炎。处理时，务必保护好创面，积极促进上皮细胞的生长与修复。若创面存在感染，需遵循外科换药原则，彻底清洁创面，保持引流通畅，必要时可取创面分泌物进行细菌培养及药敏试验，指导精准抗感染治疗。同时，加强支持性治疗，促进创面愈合。在清创方面，可采用自溶性、机械性或手术等方法清除坏死组织，随后使用有利于肉芽生长的敷料，维持创面的湿性环境，加速愈合过程。

（3）深度组织损伤及不可分期损伤的处理，对于此阶段的损伤，彻底清除坏死组织和（或）焦痂是关键步骤，有助于准确评估创面的实际深度和分期。在清创前，这些区域可能表现为渗液较少甚至干燥，但痂下感染时则可能出现脓液溢出和恶臭。特别需要注意的是，踝部或足跟部的稳定焦痂（表现为干燥、牢固黏附、完整且无红肿或波动）可视为机体的自然屏障，应谨慎评估其去除的必要性，以免破坏这层保护。完成局部清创后，应根据创面的具体情况选择合适的敷料进行覆盖。

（十五）患者非计划性拔管风险防范与管理制度

1. 定义及相关概念

（1）非计划性拔管（unplanned extubation，UEX）又称意外拔管（accidental extubation，AE），指任何意外发生的或被患者有意造成的拔管。其实质是指医护人员非计划范畴内的拔管。

（2）导管分类：依据拔管对患者病情或预后影响程度可将导管分为高危导管和非高危导管。

1）高危导管：UEX 发生后导致患者生命危险或病情加重的导管，如气管导管、胸导管、T 型管、脑室引流管和动静脉置管等；另外根据疾病和手术的特点列出专科高危导管，如胃和食管术后的胃管及鼻肠管、前列腺及术后的导尿管等。

2）非高危导管：UEX 发生后不会导致患者生命危险或对病情影响不大的导管，如普通导尿管、普通吸氧管、普通胃管等。

2. 评估工具及风险分级

（1）评估工具与量表制订：社区医院应根据自身实际情况，设计并实施一套科学合理的非计划拔管风险评估量表。该量表应全面覆盖患者的基本信息、病情特点、导管类型及留置时间等因素，确保评估结果的准确性和有效性。

（2）评估时间与频次

1）初始评估：所有新入院或转入的带管患者，应在入院或转入后 2 小时内由责任护士完成非计划拔管风险的初始评估。

2）定期评估：对于导管滑脱风险评估为中、低度的患者，责任护士应每周至少进行 2 次评估，以监控风险变化。对于导管滑脱风险评估为高度的患者，则需每日进行评估，并在患者床头醒目位置放置"防脱管"警示牌，提醒医护人员及患者家属加强防范。

3）即时评估：患者发生特殊情况或病情变化时，应随时进行风险评估，确保及时采取相应措施。

（3）转科管理：当患者需要在医院内部转科时，其非计划拔管风险评估量表及护理记录应随同患者一并移交给接收科室的医护人员，确保接收科室能够迅速了解患者的风险状况，并继续进行有效管理和记录。

通过上述制度的实施，可以显著提升医院对非计划性拔管事件的预防和管理能力，降低患者安全风险，保障医疗质量和患者安全。

3. 制订非计划拔管风险防范措施

（1）一旦识别出非计划性拔管的高危患者，责任护士需立即采取行动，首先向护士长进行汇报，确保管理层及时了解情况。责任护士应详细向患者及其家属解释评估结果，明确拔管风险，以引起家属的充分重视和配合。

在接到报告后，护士长应在 24 小时内亲自查看患者状况，组织护理团队依据患者的具体病情和风险因素，共同制订一套周密的护理计划。此计划旨在通过精细化的护理措施，最大限度地降低非计划性拔管事件的发生率，确保患者的安全与舒适。

此外，科室应将管路的护理纳入整体护理质量管理的范畴之内，建立健全的监督机制，定期对护理过程进行质量检查和评估。通过持续的护理质量监督，确保各项护理措施得到有效执行，从而全面提升非计划性拔管风险的防范与管理水平。

（2）非计划拔管的预防措施：为了有效减少非计划性拔管（UEX）事件的发生，保障患者的安全与医疗质量，应采取以下综合预防措施。

1）加强管路固定与保护：①选择适宜的固定材料。根据导管的类型、患者的体型及皮肤状况，选用合适的固定敷料（如胶带、固定器等），确保导管牢固固定，减少意外脱出的风险。②确保连接紧密。在固定导管时，应检查各连接部位是否紧密，避免因松动导致的导管滑脱。③翻身与移动时的保护。在为患者翻身、移动或进行其他护理操作时，需特别注意保护导管，避免过度牵拉或扭曲，同时做好记录，监测导管状态。

2）完善管路标识系统，明确标识信息：①患者置管后，应在标识贴上清晰填写管道名称、置管日期、置管长度等关键信息，便于医护人员快速识别，减少误操作；②定期检查与更换：标识贴需定期检查，一旦发现污染或破损，应及时更换，确保标识信息的清晰与准确。

3）强化健康教育：①提升患者及其家属的认知。通过口头讲解、图文资料等多种形式，向患者及其家属详细介绍留置导管的目的、重要性及日常护理的注意事项，强调保护导管、防止意外脱出的关键性。②增强配合度。鼓励患者及其家属积极参与导管的日常护理，如协助固定、观察导管状态等，提高他们对导管护理的重视度和配合度。

4. 非计划拔管的登记上报

（1）一旦发生非计划性拔管事件，要遵照安全第一的原则，医护人员应立即迅速采取补救措施，以最大程度地避免或减轻对患者身体健康损害或将损害降至最低。

（2）责任护士须立即上报护士长，并纳入护理不良事件报告范围，护士长接到报告后，应迅速审核后正式上报护理部。

（3）护士长应组织科室全体医护人员对事件进行深入讨论，分析原因、总结经验教训，并提出改进措施。讨论过程应注重客观性和建设性，以提高科室整体护理质量和安全管理水平。

（4）对于发生非计划性拔管事件后有意隐瞒不报或迟报的科室或个人，医院将依据相关规定进行严肃处理。医院须强调事件上报的重要性和必要性，维护医院的整体护理质量和安全管理体系。通过严肃处理隐瞒不报行为，可以进一步提升医护人员的责任意识和风险意识，促进医院护理工作的健康发展。

（十六）患者满意度调查制度

为了拓宽护患沟通渠道，建立有效的服务监督机制，提高护理服务质量，社区医院需制订患者满意度调查制度。

1. 满意度调查方式

（1）住院患者：设计科学、合理的《住院患者满意度调查表》，对每位住院患者进行问卷调查，科室每月1次，问卷率不低于住院患者的50%；护理部每季度1次，问卷率不低于住院患者的30%。

（2）出院患者：患者出院前，护士长或责任护士征求患者和家属的意见和建议。出院后由客户服务部随访热线进行电话回访，了解患者对医院各项工作的满意度情况，以护理单元为单位计算满意度。

2.满意度调查的内容

（1）服务态度：评估护理人员是否热情、耐心、细心及能否及时响应患者需求。

（2）服务质量：考查护理操作的专业性、准确性及护理效果是否满意。

（3）服务流程：评价入院、治疗、检查、出院等各个环节的流程是否顺畅，有无不便之处。

（4）环境设施：询问患者对医院环境、病房设施、卫生状况等方面的满意度。

（5）意见与建议：开放性问题，鼓励患者提出个人见解和改进建议。

根据医院发展和服务质量的持续提升需求，定期或不定期对满意度调查表内容进行修订，确保其时效性和针对性。

3.满意度调查统计分析

（1）意见本审阅：各护理单元设立意见本，护士长需在 10 日内审阅完毕，记录关键意见和反馈。

（2）季度报告：每季度末，各护理单元须完成满意度调查分析报告，详细分析调查结果，识别问题，提出改进措施。

（3）数据分析：运用统计方法分析数据，识别服务中的强项和弱项，为决策提供数据支持。

4.满意度调查落实反馈

（1）即时整改：对于患者提出的不满意事项和具体建议，责任科室应立即响应，制定并实施整改措施，确保问题得到及时解决。

（2）反馈机制：若问题涉及多个部门或需要更高层面的支持，应及时反馈给相关职能部门。职能部门在接到反馈后，应迅速核实情况，协调资源，协助解决问题。

（3）持续改进：将满意度调查结果作为服务质量改进的重要依据，不断优化服务流程，提升服务质量，形成持续改进的良性循环。

四、社区住院患者管理

为确保患者在住院期间的治疗能够安全、顺利进行，患者及其家属应配合科室医护人员做好病房患者管理工作。

1.患者及其家属应如实告知医护人员患者的既往病史，以便患者的疾病得到及时、正确的诊断治疗。患者住院期间不得离院外出，如需外出检查，应告知责任护士。严格执行探视、陪护制度，根据医嘱留陪人。住院期间禁止擅自摘除识别患者身份的手腕带或者其他标识。

2.患者在住院期间因治疗使用各种仪器或设备要按操作规程使用，避免受伤。禁止患者及其家属擅自调节或摘除各类仪器、设备，如有擅自调节造成病情变化，需要其自行承担一切后果，如有造成仪器损坏需照价赔偿。为预防患者因躁动坠床或管路脱出，医护人员在使用床挡护栏、约束带等安全保护措施时，应告知患者及其家属勿自行解除约束措施。

3.为防止患者跌倒坠床，应配合穿防滑鞋行走；年老体弱、行动不便、服用特殊药物（催眠药、降血糖药、抗高血压药等）、头晕后的患者，勿独自下床活动；陪护者在跌倒高危患者的日常生活照顾中应负责患者日常生活安全，不可擅自离开患者。病房内物品应固定位置放置，保持通道通畅。

4. 医院内全面禁止吸烟。

五、社区住院患者文书管理

住院病历作为患者诊疗过程的重要记录，其撰写必须遵循客观性、真实性、准确性、及时性、完整性和规范性的原则。病历应由具备相应资质的医务人员负责撰写并签名确认，以确保其法律效力及医疗质量。

病历按照规定由相应资质的医务人员书写并签名。上级医师有审查修改的责任，审核签名应在署名医师的左侧。统一用阿拉伯数字书写日期和时间，采用24小时制记录。病历书写过程中出现错字时，应当用双线画在错字上，保留原记录清楚、可辨，并注明修改时间，修改人签名。不得采用刮、粘、涂等方法掩盖或去除原来的字迹。

（一）入院记录

入院记录依据患者具体情况，细化为4种记录类型，以确保医疗文档的全面性与时效性。

1. *初始入院记录*　患者首次入院后，须在24小时内完成详尽记录。包括患者的基本信息、主诉症状、当前及过往病史、个人及家族健康史、全面的体格检查、专科特定检查、必要的辅助检查结果，以及初步诊断意见。负责撰写此记录的医师须在诊断结论旁亲笔签名，以示负责。

2. *重复入院记录*　对于多次入院的患者，在记录其当前住院经历时，需要首先概述历次住院的诊断与治疗概况，随后详细叙述本次入院的最新病情。既往病史部分可适当简化，但需标注参考以往病历，并确保整个记录同样在患者入院后24小时内完成。

3. *短时入出院记录*　针对那些在入院后24小时内即出院的患者，可简化记录为短时入出院报告。此报告应概括患者的入院原因、简短诊疗过程及出院时的健康状况。

4. *紧急入院死亡记录*　对于不幸在入院后24小时内逝世的患者，需立即编制紧急入院死亡记录。该记录详细记录患者的个人基本信息、入院与离世时间、主诉、入院时的病情评估、采取的紧急救治措施（包括抢救过程）、明确的死亡原因、最终诊断结论及医师的正式签名，以反映对患者生命最后阶段的全力救治与尊重。

（二）首次病程记录

患者在入院后，其初步病情评估应由负责的主管医师或当班值班医师在紧接着的8小时内完成详细记录。其中包含病例特点、诊断依据及鉴别诊断、诊疗计划等。

（三）日常病程记录

患者住院诊疗过程中的连续性记录。病重患者的病程记录至少2天更新1次。病情稳定患者的病程记录至少3天更新1次。会诊完毕、输血操作结束、危急值处置完成后、出院前一日或当日应有病程记录；手术前和手术后24小时内应有术者亲自查看患者记录；术后连续3天应有护理记录。

（四）出院记录

出院记录是由主治医师对此次住院诊疗情况的综合总结，患者出院离开病房前完成。一式两份，一份存入病历，一份交患者（原始页存病历，复写页交患者）。

（程华伟　张田琪）

第五节　社区卫生服务双向转诊管理

为了推进初级医疗机构与上级医疗中心之间的资源共享、能力互补和深入合作，从而实现医疗服务的顺畅连接，推动辖区居民与家庭医生签约服务的持续发展，建立"小病在社区，大病到医院，康复回社区"的分工合理的医疗服务新格局；减轻民众就医的困难和费用压力，实现医疗资源的优化配置，完善医疗服务体系。

一、分级诊疗

层级医疗服务系统是将各类疾病根据病情的危重程度、治愈难易分为不同等级，基础医疗单位主要负责处理常见和频发的病症，而综合性大型医院则专注治疗重症和诊断复杂的疑难杂症。这种层级医疗服务以患者为核心，旨在为患者提供一条连续不断的医疗保障路线。

（一）基层首诊

初级医疗诊疗意味着在尊重个人意愿的基础上，促进属地内基层卫生医疗设施成为常见及多发疾病患者的首选就医点。社区卫生服务机构的全科医生（家庭医生）作为首诊医生，为患者提供诊疗服务，实现"小病"在基层诊疗。重症患者是否需要往高一级医疗机构转诊，须根据病患的具体病症、社区卫生服务机构的救护水平以及患者自身的就医偏好等多方面状况来综合评估后做出判定。

（二）双向转诊

双向转诊包括两个方面：一是上转，即基层首诊的患者从社区卫生服务机构上转至上级医院，进行进一步治疗；二是下转，病情稳定的患者由上级医院下转回社区卫生服务机构，接受后续治疗。

二、双向转诊

（一）双向转诊的内涵

依据病患状况所需，在不同层级医疗单位之间进行的互相转移患者进行诊疗的流程被称作双向转诊。双向转诊以自愿为原则，明确上下转诊流程和条件，实现上下有序转诊。

（二）双向转诊的意义

1. 双向转诊能够促进社区卫生服务机构充分发挥"健康守门人"的作用。

2. 实行双向转介系统可以大幅度减缓患者四处寻医的难题，有效地缓解了就医困难的状况。

3. 双向转诊能优化医疗资源配置，为上级医院合理分流患者提供便利途径。

4. 倒流式的医疗互推机制有助于减轻患者就医的经济负担，缓解了一些病患面临的医疗开支过高的困境，且为他们的痊愈过程开辟了新的治疗路径。

5. 实现双向转诊有助于增进不同层级医疗机构之间的互动，对于促进基层医疗工作者技能的提升具有显著效果。

（三）双向转诊的原则

1. 患者自愿的原则　从维护患者利益出发，充分尊重患者及其家属的选择权，真正使患者享受到"双向转诊"的方便、快捷、经济、高效。

2. 分层级管理原则　在按照国家对"双向转诊"的政策要求及保证患者疾病得到及时救治的前提下，对于急危重症患者社区无法保证完成救治的及时转至医联体上级医院，对于稳定期需要康复的患者及时转至下级医联体基层医疗单位，保证医疗资源的合理使用。

3. 专病专治原则　为提高患者疾病诊治的针对性和有效性，转诊时要充分考虑医院专科、专病的特色。

4. 连续治疗的原则　建立完善的上下转诊渠道，转诊过程保证高效、畅通，为患者提供整体性、持续性的医疗护理服务。

（四）双向转诊的条件

1. 基于患者的健康状况，社区卫生服务中心的医师须将以下症状的患者迅速转诊至二级或更高级别的医疗机构。

（1）涉嫌超越该医疗机构经审核注册的医疗服务科目范畴进行诊治。

（2）若社区卫生服务中心未获得相关的医疗技术运用权限或进行手术认证，则不可实施这些活动。

（3）诊断不明确，需进一步明确诊断的疾病。

（4）处于急性危重或慢性疾病状态控制不良的患者。

（5）若对诊断结果存疑，须求助二级及以上医疗机构的先进仪器与技术支撑。

（6）根据相关的法规法令，必须送至专门机构接受防治。

（7）其他由高层卫生与计生管理部门规定的各类条款。

2. 患者若出现以下症状，在取得本人或亲属许可的条件下，二级或更高级别医疗机构有权将其转至社区卫生服务中心进行后续治疗或控制病情，并通过合作机制，向社区卫生机构给予必要的技术支持和专业指导。

（1）日常疾病、经常发作的疾病及慢性疾患的稳定期。

（2）确诊并已接受治疗，病症趋于稳定的患者需进行持续性的健康维护。

（3）经过各种手术治疗后，患者恢复情况良好，满足接受社区复健治疗的标准。

（4）其他由上级公共卫生与计划生育管理机构所明确的状况。

3. 不宜转诊的情形

（1）对于那些病重并陷于紧急危险状态的患者，却不宜进行转院治疗的情况。

（2）根据相关的法律和规章，必须由专业的预防与控制机构进行诊断和治疗的案例。

（五）双向转诊的流程

1. 转诊上行程序：初诊环节，病患前往居住地附近的社区医疗服务中心寻求医疗援助。当主治医师评估后确认该患者达到转诊标准，且在取得病患及其亲属的同意之后，将通过医疗信息系统提交转诊请求（或预订专家号/体检项目），完成填写相互转诊表格的工作。之后，医师会向病患讲解转诊时需注意的事宜。患者携带此表格至二级以上医疗机构接受治疗，被转入的医院负责确认转诊信息并为患者安排就医事项。若需门诊治疗，则优先预约专家、缴费、检查和取药；若需住院治疗，则优先安排住院治疗。

2.实施下级医疗机构转诊时，首先需确立准确的疾病诊断，并拟定相应的医疗措施。在患者满足具体的转诊资格后，上级医院的医务人员需详细填写双向转诊表，该表格中应包含患者的检查和治疗过程、出院时的疾病判断、病情发展情况、继续的医疗安排及康复建议等重要信息，并确保这份文件交由患者或其亲属手中。病患随后携带此转诊表及其医疗相关资讯，前往社区医疗服务中心接受治疗。基层接诊医生及时将转入的患者做好登记，进行随访管理。

3.协调事务由专项人员管理，其任务包括安排双向的转介和协助进行上级医疗机构的预约挂号与诊疗服务，建立一条顺畅的双向转介"快速路径"，确保通过社区医疗服务机构转介而来的患者能够轻松实现门诊就医、进行检验和入院治疗等服务。

（六）医疗机构在双向转诊中的职责

1.社区卫生服务机构

（1）为辖区居民提供首诊服务。

（2）对符合转诊条件的患者实行初次评估分流，并与高一级医疗机构的医师联络，递交病患的健康资料。

（3）针对达到转科要求的患者，提出转诊的建议，并出具相应的转诊申请书。

（4）登记患者的就医资料，并实时追溯转诊患者的医治进展，刷新社区居民的健康纪录。

（5）在接收更高一级医院转诊的患者时，须与转诊医院的医师完成病患移交，并且准确登记患者的就医资料。参照先前医院医师制订的疗养计划，在掌握病况的基础上，做出必要的调整。

2.二级以上医院

（1）保留一定数量的专家挂号给社区健康服务中心使用。

（2）二级以上医院与基层医生有效衔接，并由专职部门和人员负责双向转诊。

（3）对上转患者的诊疗情况与基层医生进行有效反馈。

（4）达到下转资格的病患，需与初级医疗工作者沟通其下转治疗的相关医疗资料，并对患者转诊后的进一步治疗、康复过程及药物使用提供专业建议。

（侯翠翠　董海成）

第4章 <<
整合型社区卫生服务质量管理

第一节 概 述

整合型社区卫生服务旨在通过资源整合、优化流程、提高效率等方式,为社区居民提供全面、连续、高质量的卫生服务。而质量管理作为保障服务效果的关键环节,其重要性不言而喻。

一、质量的内涵

质量(quality):指产品或服务满足特定需求和期望的程度。这既涵盖了明确表述的需求,如性能指标、规格参数,也包括了隐含的期望,如可靠性、耐久性和用户体验。

质量管理(quality management):指以被服务对象为中心,以系统方法为手段,以持续改进为动力,全员参与,涵盖整个组织和供应链的综合性管理理念和实践。它不仅仅是一种技术和方法,更是一种文化和价值观,代表了组织对卓越品质的不懈追求。

二、整合型社区卫生服务流程管理

服务流程管理是整合型社区卫生服务质量管理的基础。这包括从患者接诊、初步诊断、治疗计划制订、执行治疗到后续随访的整个过程。通过优化流程,可以减少不必要的等待和延误,提高服务效率。

1. 调研分析 对社区卫生服务的现状进行调研分析,找出存在的问题和不足。

2. 制订方案 根据调研结果,制订整合型社区卫生服务质量流程管理方案,明确目标、任务、措施和时间节点。

3. 组织实施 成立专门的管理团队,明确各岗位职责,落实各项措施,确保方案的顺利实施。

4. 评估反馈 定期对社区卫生服务质量进行评估,收集患者和医务人员的反馈意见,及时调整和优化服务流程。

5. 持续改进 根据评估结果和反馈意见,不断完善和优化整合型社区卫生服务质量流程管理方案,提高服务质量和效率。

三、整合型社区卫生服务质量管理策略

1. 医疗服务流程优化

(1)简化流程:通过重新设计服务流程,减少不必要的环节,缩短患者等待时间。如

建立预约制度，合理安排就诊顺序，实现错峰就诊。

（2）提高信息化水平：引入先进的医疗信息管理系统，实现信息共享和数据交换，提高工作效率。同时，通过移动医疗应用，方便患者在线预约、查询结果等。

（3）加强医务人员培训：定期组织医务人员参加业务知识和技能培训，提高服务质量和效率。同时，加强医德医风教育，改善服务态度。

（4）建立标准化、规范化的服务流程：制订详细的服务流程和操作规范，确保每位医务人员都能按照统一的标准为患者提供服务。

2. 医疗安全管理　医疗设备与药品管理：确保医疗设备和药品的质量与安全是社区卫生服务的重要环节。应定期对设备进行检查和维护。确保其处于良好的工作状态；应定期对药品进行检查，避免过期，保证药品质量，保障患者安全。

3. 医疗质量管理

（1）完善医疗质量管理体系：建立健全医疗质量管理体系是医疗质量管理的基础。整合型社区卫生服务中心应根据自身特点，制定完善的医疗质量管理规章制度，明确各部门、各岗位的职责与权限，形成科学、规范的管理流程。

（2）加强医疗人员培训：提高医疗人员的专业素质和技能水平是确保医疗质量的关键。整合型社区卫生服务中心应加强对医疗人员的培训，包括医疗技术、服务态度、沟通能力等方面，确保医疗人员能够熟练掌握各项医疗技能，为居民提供优质的医疗服务。

（3）强化医疗过程监控：医疗过程监控是医疗质量管理的核心。整合型社区卫生服务中心应建立完善的医疗过程监控机制，对医疗服务过程进行全面、系统的监控，及时发现并纠正医疗过程中存在的问题，确保医疗服务的质量和效果。

（4）优化医疗资源配置：合理配置医疗资源是确保医疗质量的重要保障。整合型社区卫生服务中心应根据居民需求和自身服务能力，优化医疗资源的配置，包括人员、设备、药品等方面，确保医疗资源的有效利用和医疗服务的连续性。

（5）加强与上级医疗机构的协作：与上级医疗机构的紧密协作是提升整合型社区卫生服务中心医疗质量的重要途径。通过与上级医疗机构的合作，可以引进先进的医疗技术和管理经验，提高基层医疗服务能力，实现医疗资源的共享和优化配置。

（魏　明　李振云）

第二节　社区卫生服务质量评价

近年来，随着国家对社区卫生服务的重视和支持，社区卫生服务的发展取得了显著成就。服务质量始终是社区卫生服务面临的核心问题。因此，对社区卫生服务质量进行评价，对于改进服务、提高居民满意度具有重要意义。

一、社区卫生服务质量的评价目的

1. 监测和改进服务质量　通过对社区卫生质量的评价，可以及时发现服务过程中存在的问题和不足，从而可有针对性地进行改进。同时，评价还可以监测服务质量的变化趋势，为服务质量的持续提升提供依据。

2. 提高居民的满意度　居民满意度是评价社区卫生服务质量的重要指标。通过评价，可以了解居民对服务的期望和需求，进而调整服务策略，提高服务质量和居民满意度。

3. 促进服务公平性和可及性　社区卫生服务应覆盖所有居民，无论其社会地位、经济条件如何。评价有助于识别服务中的不公平现象，推动服务的公平性和可及性，确保所有居民都能享受到高质量的社区卫生服务。

4. 激励服务提供者提升服务质量　通过对社区卫生服务质量的评价，可以对服务提供者进行激励，鼓励其不断提高专业技能和服务水平。这有助于形成良性竞争环境，推动整个社区卫生服务行业的发展。

5. 为政策制定提供依据　政府和相关部门在制定社区卫生服务政策时，需要充分了解服务质量的实际情况。评价结果可以为政策制定提供有力依据，确保政策的针对性和有效性。

二、社区卫生服务质量的评价原则

1. 全面性原则　社区卫生服务质量的评价应涵盖服务的各个方面，包括但不限于医疗技术、服务态度、设施设备、环境卫生、健康教育等。评价过程中，不能片面强调某一方面的表现，而忽视了其他方面的重要性。

2. 科学性原则　评价应基于科学的方法和理论，采用标准化的评价工具和指标，以确保评价结果的客观性和公正性。同时，评价过程中应遵循科学的统计和分析方法，避免主观臆断和偏见。

3. 导向性原则　评价的目的不仅是判断当前的服务质量，更是引导社区卫生服务机构改进和提高服务质量。因此，评价标准和过程应具有明确的导向性，能够明确指出服务机构的优势和不足，为其提供改进的方向和动力。

4. 可操作性原则　评价方法和过程应具有可操作性，方便评价人员进行实际操作。评价指标应明确、具体、可量化，能够真实反映社区卫生服务机构的实际情况。同时，评价过程应简便易行，避免过于复杂和烦琐。

5. 持续改进原则　社区卫生服务质量评价是一个持续的过程，需要不断地对评价标准和方法进行调整和优化，以适应社区卫生服务发展的需求和变化。同时，服务机构也应根据评价结果，持续改进自身的服务质量，以满足社区居民日益增长的健康需求。

三、社区卫生服务质量的评价内容

1. 服务可及性　评价社区卫生服务机构的布局、开放时间、服务流程等是否便于居民获取。

2. 服务连续性　评价社区卫生服务机构是否能够为居民提供连续的、全面的健康服务。

3. 服务有效性　评价社区卫生服务机构的服务是否真正解决了居民的健康问题，是否达到了预期效果。

4. 服务安全性　评价社区卫生服务机构在服务过程中是否严格遵守医疗规范，确保服务过程的安全性。

5. 服务满意度　评价居民对社区卫生服务质量的满意度，包括服务态度、服务质量、服务环境等方面。

四、社区卫生服务质量评价的具体指标

1.**服务量指标**　如诊疗人次、健康检查人次、慢性病管理人数等，反映社区卫生服务机构的服务规模。

2.**服务效果指标**　如疾病治愈率、好转率、居民健康指标改善情况等，反映社区卫生服务机构的服务效果。

3.**服务效率指标**　如平均就诊时间、平均住院日、药品费用占比等，反映社区卫生服务机构的服务效率。

4.**服务安全指标**　如医疗事故发生率、医疗纠纷处理情况等，反映社区卫生服务机构的服务安全性。

5.**服务满意度指标**　通过问卷调查、访谈等方式收集居民对社区卫生服务机构的评价，反映服务满意度。

五、社区卫生服务质量的评价方法

1.**问卷调查法**　通过向居民发放问卷，了解他们对社区卫生服务的满意度、服务质量等方面的评价。问卷设计应科学、合理，确保问题的真实性和客观性。

2.**关键指标评价法**　根据社区卫生服务的核心功能和服务质量的关键因素，选取一系列关键指标进行评价。这些指标应具有代表性，能够反映服务质量的整体水平。

3.**专家评价法**　邀请相关领域的专家对社区卫生服务进行评价。专家评价法可以利用专家的专业知识和经验，对服务质量进行深入分析和评估。

4.**统计分析法**　通过对社区卫生服务的相关数据进行收集、整理和分析，了解服务质量的分布情况和影响因素。统计分析法可以帮助发现服务质量的问题和短板，为改进服务提供依据。

（高祀龙　贾培培）

第三节　社区卫生服务质量改进

社区卫生服务质量改进是指通过一系列系统性的方法和措施，对社区卫生服务的过程、内容、效果进行持续的评价、反馈和优化，以提高服务的质量和效率，满足社区居民的健康需求。

一、质量改进的核心要素

1.**持续的质量评价**　通过收集和分析服务数据、居民反馈等信息，对社区卫生服务的质量进行持续评价。

2.**反馈机制**　将评价结果及时、准确地反馈给服务人员和管理者，以便他们了解服务中存在的问题和改进方向。

3.**优化措施**　根据评价结果和反馈，制订和实施针对性的改进措施，如调整服务流程、提高服务人员技能等。

二、社区医疗卫生服务质量改进的方法

1. **强化社区医疗卫生服务团队建设** 提升社区医疗卫生服务质量，首先需要有一支高素质、专业化的医疗团队。应加强对社区医疗卫生服务人员的培训及教育，提高人员的专业技能和服务意识。同时，完善社区医疗卫生服务人员的激励机制，提高他们的工作积极性和服务质量。

2. **完善社区医疗卫生服务设施** 服务设施是社区医疗卫生服务的基础。应增加社区医疗卫生服务机构的投入，改善设施条件，提高服务质量。同时，加强信息化建设，推动社区居民电子健康档案的建立和使用，实现医疗服务的便捷化和智能化。

3. **优化社区医疗卫生服务流程** 优化医疗卫生服务流程，可以提高服务效率，提升居民满意度。应加强对社区医疗卫生服务流程的研究和改进，简化服务流程，缩短服务时间，提高服务效率。同时，加强对医疗服务质量的监控和评价，及时发现并解决问题。

4. **加强社区医疗卫生服务与上级医疗机构的联动** 社区医疗卫生服务与上级医疗机构的有效联动，可以提高社区医疗卫生服务的质量和效率。应加强与上级医疗机构的沟通和协作，建立有效的转诊机制，实现资源共享和服务互补。

5. **强化社区医疗卫生服务宣传与教育** 加强社区医疗卫生服务宣传与教育，可以提高居民的健康意识和参与度。应定期开展健康讲座、义诊等活动，普及健康知识，提高居民的健康素养。同时，加强对社区卫生服务的宣传和推广，提高社区居民对医疗卫生服务的认可和信任。

6. **完善社区医疗卫生服务政策与法规** 政府应加强对社区医疗卫生服务的政策支持和法规保障，为社区医疗卫生服务的发展提供有力保障。应制定和完善社区医疗卫生服务的相关政策，明确服务标准、质量要求等，为社区医疗卫生服务的规范化、标准化提供政策支持。同时，加强对社区医疗卫生服务法规的宣传和执行，确保各项政策落到实处。

7. **鼓励社会参与和多元投入** 社区医疗卫生服务的发展需要社会各界的共同参与和多元投入。应鼓励企业、社会组织和个人参与社区医疗卫生服务建设，形成政府、社会和个人共同参与的格局。同时，加强对社会资本的引导和利用，为社区医疗卫生服务的发展提供充足的资金支持。

三、社区公共卫生服务质量改进的方法

戴明以理念为导向，认为产品的质量需要符合顾客的要求。戴明把质量改进的重点放在改进的过程上，而不是过程的结果，认为结果只能通过改进过程而达到。1950 年戴明创造了循环的"P（plan）－ D（do）－ C（check）－ A（act）"质量改进概念，即戴明环，又称"PDCA 循环"，共分为 4 个阶段和 8 个步骤。

1. **计划阶段（P 阶段）** 首要任务是明确问题和目标。这需要对现状进行全面、深入且客观地评估。通过收集和分析相关数据、观察工作流程、与相关人员进行沟通交流等方式，准确识别存在的问题或有待改进的领域。问题的界定必须清晰、具体，避免模糊和笼统，以便能够有针对性地制订解决方案。明确问题后，紧接着要设定明确、可衡量、可实现、相关联且有时限的目标。目标的设定应当基于对问题的充分理解，并结合组织的战略

方向和资源状况。例如，如果问题是服务质量不合格率过高，目标可以设定为在特定时间段内将不合格率降低到一定的百分比。目标不仅要具有挑战性，以激发团队的积极性和创造力，同时也要具备现实可行性，确保在给定的资源和条件下能够实现。为了实现设定的目标，需要进一步分析问题产生的根本原因，找出导致问题出现的关键因素，如人员技能不足、设备老化、流程不合理、原材料质量不稳定等。对根本原因的准确把握，为后续制订有效的对策提供了坚实的基础。

2. 执行阶段（D 阶段）　按既定的措施和方案组织实施，推行质量改进，即管理循环的第五步；有关人员需要经过训练、考核，达到要求后才能参与实施。

3. 检查阶段（C 阶段）　检查执行情况和改进后的效果，将实施效果与预期目标进行对比、检查，分析数据，判断是否达到预期的效果；如质量仍不能达标，找寻原因及解决方法。这是管理循环的第六步。

4. 处理阶段（A 阶段）　这一阶段分为两步，即管理循环的第七步和第八步。

第七步：根据分析的结果，采取相应措施，解决问题；总结经验，纳入标准。经过第六步检查后，要总结好的经验，肯定效果好的措施，通过制订相应的工作文件、规程、作业标准及各种质量管理的规章制度，巩固成绩，防止问题的再次发生。

第八步：通过检查，找出效果尚不显著的问题或者一时无法解决的复杂问题；将遗留的问题转入下一个管理循环；制订相应的目标、解决方案及推行的具体方法，作为下一个循环的开始。

四、社区卫生服务质量改进实施保障措施

1. 加强组织领导　成立社区卫生服务质量改进工作领导小组，负责统筹推进改进工作。
2. 明确责任分工　明确各部门、各岗位的职责和任务，确保改进工作有序进行。
3. 加强监督检查　定期对社区卫生服务机构进行监督检查，发现问题及时整改。
4. 强化宣传引导　通过多种渠道宣传社区卫生服务的重要性及改进工作的成果和亮点。

（冯　英　娄建坤）

第四节　社区卫生服务安全管理

一、医疗安全与患者安全

（一）医疗安全

医疗安全是指医疗机构的从业人员在进行诊疗的过程中，确保患者不发生法律允许范围外的身体和心理的创伤和伤害。医疗安全的根基和重要性在于其质量，这也是医疗安全任务的关键和焦点。医疗安全状况直接影响到治疗效果，不安全的医疗行为会损害医疗机构的社会形象。患者的安危直接影响公众的健康与生命安全，因此它是医疗管理的重点，也是深化医改各项任务成功实施的关键基石。它同样也构成了健康中国的关键部分。确保病患的安全并降低可能发生的伤害是提供健康服务的根本原则。中国医院联合会于 2019 年初发布了一份名为《患者安全目标》（2019 版本）的指南，其目的是促进国内医疗品质

的长久提升，保证患者安全，增强医疗机构的管理能力。

（二）患者保障

医院作为提供医疗服务的主体为保证患者的医疗安全所采取的必要措施，主要包括以下几点：

1. 建立完善的医疗安全体系，持续改进提升医疗服务质量。

2. 严格医疗质量监控，不断加强医护人员的业务培训。

3. 强化各科室及部门之间的协同，优化就诊流程及信息化建设，加强病患的安全管控，完善医患沟通机制等。

综上所述，医院通过制度建设、质量监控、人员培训、患者教育与沟通以及技术与设施保障等多方努力来守护患者的健康安全，实现医疗服务的高质量发展。

（三）患者安全的基本特征

1. **知情权** 医疗机构在对患者进行的任何诊疗过程中，能够及时告知相关的医疗行为、答惑解疑、安抚患者及其家属的情绪。

2. **公正权利** 医院应该激励医生自我检查并上报他们所察觉到的相关患者安全问题，对于发生的安全事件，不应仅对医护人员施加处罚，因为很少有医疗错误是出于他们的恶意行为，医院管理的不完善也可能成为引发这些问题的触发点，双方都必须基于互信的基础上共同推动医学进步。

3. **教育权利** 要求对医护人员实施专业的医学理论与治疗技能、安全操作等方面的训练，塑造以患者安全为核心的机构目标，通过各种安全事件和医疗错误来吸取经验并形成长期的质量控制系统。

二、医疗安全的重要性

医疗安全和医疗效果呈正向因果关系，良好的医疗安全会促使疾病向好的方向发展转化，会使临床取得良好的医疗效果。

1. 由于存在安全隐患的医疗操作可能使患者的治疗过程变得更加繁复，并增加其病情的发展时间，这不仅对他们的心理健康及生理状况产生负面影响，同时也加大了医疗费用支出，加重了经济压力。此外，这种现象也可能会引起争议，从而触发医疗事件的发生，进而损害医院的社会信誉和公众形象。

2. 全面的健康护理制度对医院内的健康管理有着重要的影响，除了保护患者的生命安全之外，也确保了医护工作者的职业健康和安宁。由于医疗设施中存在诸如空气污染、辐射、物理及化学有害物质等多种风险因素，这些都可能对医护人员及其周边人群造成伤害。因此，通过有效的卫生安全措施，才能够保持员工的健康状况，从而让医疗服务得以更有效的运作。

三、社区卫生服务医疗安全的主要影响因素

1. **医务人员因素**

（1）医务人员道德素养、工作作风和责任心对医疗安全起着至关重要的作用。若医疗工作人员的行为不当，将会给患者带来诊疗上的安全隐患和不利影响。如果由于责任感缺

失导致错误事件发生，其后果也是显而易见的，造成的危害相当大。

（2）由于医务人员的专业技术能力较弱、缺乏经验或团队协作不力，在诊疗过程中可能会出现误诊和误治的情况。

（3）在药物治疗过程中，由于药物的使用不当、配比失误或无效导致的药源性疾病，引发了不安全的影响。

（4）医疗环境内的各种有害因素是直接威胁医疗安全的要素。

2. 医疗设备因素

（1）医疗设备器材由于质量原因会降低诊疗水平，影响医疗效果，危害患者健康，形成不安全因素。

（2）医疗机构的内部管理体系不完善，规章制度未能得到执行，要求过于严格，设备物资的管理不够有效，院内感染控制措施未能达标，医务人员的责任心不足，技术水平也不高等因素都是影响医疗安全的组织管理问题。

四、社区卫生服务医疗安全的防范对策

1. 加强从业人员的职业道德教育，持续推进服务态度的改进。通过学习与运用心理学、社会学和伦理学的知识和方法，培养医务人员的同理心，要换位思考，体贴关心患者，为患者提供有温度的医疗服务，医患间建立信任感和安全感。培养良好的服务态度和医患关系，有利于患者的身心康复，也是化解医疗安全风险的重要举措。

2. 加强职业技能训练，持续提升医护人员的专业技术素质，通过不断教育培训、指导和比赛，以及优秀人才的建立，提升从业人员的技术水平，可以预防技术事件的发生。

3. 强化和完善各项规章制度，不断提高医疗安全防范风险的能力。各级医务人员岗位明确，职责分工明确、通过各项工作制度、诊疗规范的执行和落实，以确保医疗机构各项工作制度化、常规化、规范化。领导层和职能部门需要持续强化监督检查，并严格执行奖惩机制，对于医疗事故或纠纷的高发区域、高发环节、高发因素及高发人员等进行重点预防。

4. 强化医务工作者的普法培训，提升其自我权益保障认知度，深化其对于法律法规的理解与认识，掌握如何运用法律手段来捍卫自己的权利，确保他们的职业行为合法合规，避免任何违反法规或违法行为的发生。

5. 大力推动并实践安全的医院文化，借助各种健康活动来普及安全理念和公众对健康的认识度，逐渐建立起以保护患者的生命安全为核心的、全面的安全卫生体系，使民众能够体验到高质量且安定的治疗服务。

五、医方与患方沟通管理

健康的医患关系对于保障医患双方的合法权益、提升医疗服务水平、推动医疗卫生领域的进步、加强公立医疗机构的改革及维护社会的稳定和团结具有重要的影响。

（一）医患关系

医患关系是医疗工作者与患者在接受治疗时形成的独特医疗联系，是医疗人际关系中的核心。

（二）医患关系紧张的原因

1. 内在原因

（1）医方因素

1）医疗工作者具有自我防护的意识：在治疗过程中，他们会思考如何保障医疗安全，尽可能降低医疗风险。

2）医疗行业的道德和医风较差：部分医护人员的素质较低，缺乏职业伦理，对患者的耐心和同情心不足，责任感也欠缺。

3）专业技术水平有限：个别医务人员医疗技术欠缺，临床经验不足，诊疗过程导致漏诊，误治，引起医患纠纷，导致医患关系紧张。

（2）患方因素

1）法律认识和维权意识在持续提高。如果在就医过程中对医疗机构或医务人员的服务质量、态度等感到不满，他们会运用法律来保护自己的权益。

2）由于患者的医学知识缺乏而导致过度期待治疗结果，但医学本身存在着一些限制和独特之处，部分疾病的疗效可能并不能达到预期的水平，当实际状况无法满足这些患者的期望时，他们会把不满情绪发泄到医疗机构和医护人员身上，从而使医生与患者的关系变得更加严峻。

3）患者的经济状况的好坏也决定了医疗诉求的差异。

（3）医患之间关系

1）信息不平衡：在医患关系中主要体现在患者对疾病认识的片面性、医疗服务相关信息的非专业性，以及医患法律意识的差异和媒体宣传的倾向性。

2）医患间的信任度不足：这是导致医患冲突的关键因素之一，有些患者在接受治疗时并未如实告知或者隐瞒过去的病史，以此来评估医生的技术水平。甚至在就诊过程中采取调查取证，时刻防范医生。反之，一些医务人员为自我保护，也对患者采取了防范措施。

3）医生和患者之间的有效沟通不足：由于医疗科技的飞速进步，我们正在从传统的生物学视角转向更全面的社会化视角来理解健康问题，这使得医生和患者在病情及情绪方面的互动至关重要。然而，部分医护人员忽略了与患者的感情交流，导致他们的误解。

2. 外部原因

（1）医疗卫生公益性质淡化

1）医疗卫生资源配置不合理：我国医疗总量少，人口众多，导致地域经济和城乡之间存在资源分配不均的问题。

2）尽管我国的基本医疗保障体系已经初步实现了全民覆盖，但是其低标准的设定在现实中无法满足人民群众对医疗卫生服务的需求。

（2）法律因素：医患关系的法治化建设相对滞后，导致在发生医疗纠纷时无法可依，处理医疗纠纷的法律规定还不够完善。

六、缓解医患关系的对策

（一）政府方面

政府需要加强职责监管，增加对医疗设施的投资并回归公共利益，以优化医疗卫生资源的分配。

（二）医疗机构方面

缓解医患关系，减少医疗纠纷，医疗机构应从内部建设入手，提升管理水平，强化质量管理，改进医德医风，树立全心全意为人民健康服务的理念，建立健全各项规章制度，优化诊疗流程；加强对从业人员法律法规培训，提升医疗机构从业人员的整体素质；注重技术培训，强化诊疗规范，不断提升医务人员技术水平及服务患者的能力。医疗机构要转变服务理念，推行人性化服务，通过各种便民惠民措施真正落实"以患者为中心"的服务理念。

（三）医护方面

1. 医疗工作者需要改变现有的诊疗方式，从以疾病为核心的治疗方法逐步转向"以患者为中心"的治疗方法，更多地关注患者的人文需求，提升服务意识，增加患者满意度，持续提高整体医疗水平。

2. 医护人员要强化对医德和医风的建设，提升职业道德修养，增加医患间的信任。

3. 医护人员要强化专业知识的学习，增进技能，为患者提供安全、高效、方便的医疗服务。

4. 医疗机构应始终以提供健康服务为目标，规范药品采购流程，减少药品价格，简化就诊步骤，优化就诊过程，缩短患者等待就诊的时间，以持续增强公众对医疗满意度为核心。

5. 医疗机构需要设立激励措施，以优化医护人员的工作环境，并且建立服务评估系统，对患者满意度进行研究，增强医患间的交流。

（四）患者方面

通过广泛的媒体，如学校科普、社区培训等多元化手段来推广医学知识，逐渐缩小医患间的信息不对等。鼓励患者尊重医护人员，确保医患双方的目标和利益是相同的，且医患关系应该是公平互助的。

（五）社会方面

需要正确引导社会公众及媒体的舆论方向，强化对医护人员无私奉献精神的宣传，防止对医疗纠纷和医疗事故的过度宣传。

七、患者的权利

1. 患者的生命权、健康权、医疗权应得到尊重　医生在对患者进行诊治时，不能因为自己专业知识优势，以高人一等的优越感来看待医患关系。

2. 患者的知情同意权　一是医生对患者的疾病有如实告知说明使患者知情的义务；二是患者的同意，即患者自我决定的权利。

3. 患者的人格权利　除了要求医务人员能够诊治好疾病外，还要求对患者正当权益的保护和人格的尊重，包括姓名权、肖像权、名誉权和隐私权。

八、医方与患方的有效沟通

医患对话是医患双方在治疗病患，满足患者的健康需求，以及疾病诊疗和恢复过程中的沟通。良好的医患交流有助于患者的诊断、治疗和康复。在与患者进行对话时，医务人员应遵循以下准则。

1. 地位平等和相互尊重是沟通的前提和基础，医方和患方是平等的，患者之间也是平等的，对待患者应一视同仁，相互尊重，才能建立良好的沟通。

2. 诚实和换位思考的准则是医患交流的根基和保障。医务人员要有同理心，多进行换位思考，站在患者的角度考虑问题，这样沟通才能达到应有的效果。

3. 遵循法律和道德的准则，法律与道德是医患交流的基石。在与患者交流过程中，医护人员必须严格遵守法律规定，坚守医疗道德。医护人员不仅要充分利用法律赋予的权力，还需要履行法律所规定的职责和义务。

4. 医护人员的行为和言辞可能会对患者的情绪产生影响，因此他们必须妥善管理自己的情绪，防止不适当的情感表达给患者带来误导性的信息。

5. 遵循剩余空间和区别个体的原则，在向患者描述他们的健康状况时，医生的语言要艺术和有弹性，尤其是对于复杂且严重的病例，我们能做的只是尽量去努力，但无法确保一切顺利。如果出现任何突发情况，患者及其家属可能会因为内心的失望而引发争议。其次，避免过于强调患者的病情以期获得其关注，这可能反而加重了他们的心理压力，从而影响到治疗的效果。针对一些特定疾病，与患者家属交流必须坦诚相告，对患者必要时则使用"善意的谎言"。

九、医疗纠纷的成因

1. 医德医风问题　部分医护人员服务意识不足，职业操守有待提高，诊疗过程中对患者缺乏同情心。

2. 医疗机构管理方面的过失纠纷　这类纠纷主要由于医疗机构内部管理混乱、核心医疗制度等执行不到位造成。

3. 医疗质量的问题　由于医务人员技术水平不足导致的误诊、漏诊及治疗不当。

4. 存在医护人员的服务质量与方式上的问题　其中一些医务工作者在提供治疗时态度冷漠、语调僵硬，使得患者及其家属无法尊重并信任他们。一旦出现医疗事故，原本就已经感到愤怒的患者及其家属可能会错误地理解，从而引发更加激烈的不满情绪，甚至可能采取极端行动。通常，非医疗性纠纷是由于患者或其家属对医学知识的缺乏，或者对医疗机构的规定和制度不了解、理解不准确所导致。

十、医疗纠纷的处理

发生医疗纠纷，医患双方可以通过协商、调解、民事诉讼等多种途径解决，医患双方可以根据具体情况和意愿自由选择。

协商是解决医疗纠纷常见的方法。在争议双方自愿、互相谅解的情况下，通过摆事实、讲道理，明确责任或搁置争议，达成一致意见，制订和解协议，从而解决纠纷。

1. 在协商解决问题的过程中，医疗机构必须坚守原则，实事求是，不能因为想要避免麻烦而忽视原则。在处理医疗争议时，应当遵循自愿、合法和平等的准则，尊重各方的权益，并尊重客观事实。

2. 医患双方决定通过协商来解决医疗争端时，必须在特定地点进行协商，不能干扰正常的医疗活动。

3. 当医患人数较多时，应选出代表进行商议，每方代表的数量不能超过 5 人。医患双方应以文明和理智的方式表达观点和需求，不允许进行违法活动。

4. 医患双方都应遵守法律，保持医疗秩序的正常运行。任何机构和个人都不能对患者及医务工作者的人身安全造成威胁，也不能干扰医疗秩序。

5. 在医疗争议中，如果出现违反治安管理或犯罪的情况，医疗机构应立刻向当地公安部门报告。公安部门应采取行动，依法进行处理，保障医疗秩序。双方达成共识后，应签署协议。

十一、医疗事故的防范

医疗事故是指医疗机构及其医务人员在医疗活动中，违反医疗卫生管理法律、行政法规、部门规章和诊疗护理规范、常规，过失造成患者人身损害的事故。

（一）医疗事故的分级与鉴定

1. 按照《医疗事故处理条例》第四条规定，对患者造成的不同程度伤害将医疗事故分为不同等级，包括 1 ~ 4 级。在解决医疗争议时，首先需要明确是否属于医疗事故，然后做出相应的等级评定。

2. 医疗事故的鉴定依据医疗失误行为在造成医疗事故伤害后果中的影响、患者的原始疾病状况等因素，将其划分为全面、主要、次要和轻微 4 个级别，以此来确定失误行为的责任大小。

（二）医疗事故的防范措施

1. 预防为主是主要宗旨，提高医疗质量是防范医疗事故的基础。医疗机构应通过加强优秀人才培养、开展新医疗技术、提高治疗效果等措施，不断提升医疗质量。高质量的医疗服务是提高患者满意度的基础，可从根本上降低医疗事故的发生率。

2. 提高病历书写质量，做到病历书写证据化，记录完整、准确的病历，作为法律文书可以有效地证明医务人员医疗行为的必要性与合法性，也对医务工作者自身起到保护作用。

3. 全方位执行相关法规和制订医疗事故预防策略。严格遵守规章制度，确保医护人员按照各项诊疗操作标准进行工作，这是避免医疗事故发生的基本条件。

4. 加强医患沟通，不断提高服务质量。各级医务人员在整个医疗工作中应该坚持尊重患者的权利，加强医患间沟通，改善服务态度与工作作风，不断提高服务质量，树立为人民健康服务的理念。

随着医疗技术及经济的发展，医患关系也进入了一个新的阶段，医患之间正在形成一种由主动 - 接受型向合作 - 参与型转变，这样不仅增加了医患沟通，也可以更加有效地减少医疗纠纷的产生。

（韩军强　胡志洁）

第5章 <<
整合型社区卫生服务信息化应用与管理

第一节 概 述

在当今数字化高速发展的时代,基层卫生机构的信息系统快速普及,互联互通得到加强,业务应用丰富多样,整合型社区卫生服务作为医疗卫生体系的重要组成部分,其信息化应用与管理已成为提升服务质量、优化资源配置、满足居民日益增长的健康需求的关键手段。

一、整合型社区卫生服务信息化的背景与意义

随着我国人口老龄化的日益加剧、慢性病的发病率逐年上升及居民对社会卫生健康服务的多样化需求,传统的社区卫生服务模式面临着诸多挑战。信息的不畅通、服务的碎片化、资源的不均衡等问题,制约了社区卫生服务的效能和居民的获得感。信息化的引入为解决这些问题提供了新的思路和途径。

在社区卫生服务中,社区卫生服务信息系统不仅为辖区居民提供各类卫生信息服务,协助卫生监管部门对各医疗机构进行管理,大幅提高了政府机构的管理水平、工作效能和社会服务能力;同时,社区卫生服务机构能够利用信息化手段完善和规范社区卫生服务功能、提高工作效率、降低成本和改进服务质量。整合型社区卫生服务信息化的意义主要体现在以下几个方面。

(一)完善流程,优化服务体验

随着网络技术的广泛应用,预约诊疗、移动支付、检查检验结果查询和信息推送、远程健康教育等服务逐步在社区卫生服务机构推广使用,在居民、医务人员、社区卫生服务机构之间构建了新型的医疗生态服务链条,大大优化居民的服务体验。

(二)资源共享,实现全生命周期健康管理

社区卫生服务信息化建设的不断完善,促进了医疗卫生信息资源互联互通及共享利用,保证各个卫生机构系统相关数据的一致性;社区卫生服务信息系统是区域公共卫生信息系统的信息整合基础,通过整合区域健康资源实现信息共享及服务协同,强化"基层首诊、双向转诊、急慢分治、上下联动"的分级诊疗模式,实现"院前-院中-院后"一站式医疗协同服务新模式,完成全生命周期的健康管理。

(三)联通院内院外,丰富服务手段

1.通过智能可穿戴设备、健康医疗云平台的应用,实现了动态采集慢性病数据,规范

了诊疗流程，提高了慢性病患者的依从性。

2.大力发展健康大数据，对现有资源进行整合，进一步服务于临床决策、健康疾病预警、医疗管控等应用。

3.线上线下服务、家庭医生签约服务模式，使居民随时随地选择满意的家庭医生，享受主动性、连续性及全程性的服务，有利于转变医疗服务模式，落实分级诊疗制度，实现社区卫生服务机构与居民之间的实时沟通，满足居民卫生健康需求的同时构建和谐的医患关系。

（四）降低劳动强度，提高工作效率

1.社区卫生服务信息化实现基本医疗、基本公共卫生服务和健康体检等记录信息共享利用、统一归档、动态更新，可随时查看患者就诊记录、检验检查报告等信息。

2.减少录入，查询便捷，使医务人员更好地投入医疗卫生健康服务，促进社区卫生服务机构人力资源的优化配置及合理利用。

（五）数据转化，助力管理科学化

1.通过广泛应用合理用药系统，对处方中药品剂量、药物间的相互作用等进行系统自动提醒和实时监测，从而规范社区卫生服务机构医务人员的合理用药，提高医疗服务质量。

2.通过电子病历信息共享，可避免重复化验、检查及用药，规范诊疗过程，减少诊疗差错，减轻居民的医疗费用负担，提升居民就医体验。

3.信息化促进医疗服务行为的规范化，有利于各级决策部门实现信息数据的科学决策和监管。

二、整合型社区卫生服务信息化的应用

（一）深化践行家庭医生签约服务

充分利用信息技术推进家庭医生签约服务工作，基于社区卫生服务信息系统，完善家庭医生智能服务平台，通过互联网网站、手机 APP、有线电视等途径，加强家庭医生签约服务的宣传，方便居民选择附近的社区卫生服务机构和家庭医生，结合个人情况选择个性化服务包，实现线上需求导入线下服务。通过智能化服务平台，推广健康咨询、预约就诊、报告查询、健康监测、复诊提醒等家庭医生签约服务。

（二）大力发展远程医疗服务

由政府主导、多方合作参与，各地大力推进和实践了远程会诊、远程影像、远程心电、远程检验等远程医疗服务体系的建设和应用，加强了社区卫生服务机构与二、三级医院，区域检验检查中心业务协作，促进了区域内检查检验结果互认，有效地整合大医院的优势医疗资源及社区卫生服务机构的现有资源，实现了卫生机构间信息共享。

（三）辅助诊断决策系统的推广使用

各地积极探索基于人工智能技术的临床决策辅助诊断、合理用药、随访提醒等功能模块在社区卫生服务信息系统中的应用，以信息化手段开展辅助诊断、智能处方点评健康管理提醒等业务，以信息化手段支撑科学诊疗、安全用药，从多维度规范基层诊疗行为和提高科学决策水平。

（四）发挥居民电子健康档在健康管理中的基础作用

为居民提供综合、连续、全生命周期的健康服务，完善电子健康档案信息授权调阅，通过网络、手机 APP 等多种渠道逐步规范有序向居民开放，推动居民参与自我健康管理。

（五）加速实现社区卫生服务信息系统的集成

目前各社区卫生服务机构的信息管理系统基本上是一个独立的实体，在医疗机构内部实现数据网络上的共享，全方位覆盖所有业务流程，使内部信息系统规模化和集成化，逐步加强与外界的沟通，将提高信息的价值利用率。

三、整合型社区卫生服务信息化管理的关键要素

（一）信息标准与规范

建立统一的信息标准和规范是实现信息共享和互操作的前提。包括数据格式、编码体系、术语标准等方面的统一，确保不同系统之间的数据能够准确无误地交换和整合。

（二）信息安全与隐私保护

居民健康信息涉及个人隐私，必须采取严格的信息安全措施，如数据加密、访问控制、身份认证等，防止信息泄露和滥用。同时，要加强对医务人员的信息安全教育，提高信息安全意识。

（三）人才队伍建设

培养既懂医疗卫生业务又熟悉信息技术的复合型人才是推进信息化建设的关键。通过培训、引进等方式，提高医务人员的信息化应用能力和信息管理人员的专业水平。

（四）资金投入与保障

信息化建设需要持续的资金投入，包括硬件设备购置、软件系统开发、人员培训、系统维护等方面。政府应加大对社区卫生服务信息化的投入，同时鼓励社会资本参与，形成多元化的投入机制。

（五）评估与持续改进

建立科学的信息化评估指标体系，定期对信息化建设的成效进行评估，及时发现问题并进行改进。同时，要关注信息技术的发展趋势，不断引入新的技术和应用，推动信息化建设的持续发展。

四、整合型社区卫生服务信息化面临的挑战与对策

（一）技术更新换代快

信息技术发展迅速，社区卫生服务机构可能面临技术更新和系统升级的压力。对策是加强与信息技术供应商的合作，选择具有良好扩展性和兼容性的信息系统，并制订合理的技术更新计划。

（二）居民信息化接受程度差异

部分居民尤其是老年人对信息化应用的接受程度较低，可能影响信息化服务的推广。通过开展宣传教育、提供操作培训、优化用户界面等方式，提高居民对信息化服务的认知和使用意愿。

（三）信息系统互联互通难度大

由于不同医疗机构使用的信息系统存在差异，实现互联互通存在一定困难。需要加强顶层设计，制定统一的接口标准和数据交换规范，推动信息系统的整合与集成。

（四）数据质量与可靠性

数据质量是信息化应用的基础，然而在数据采集、录入和管理过程中可能存在错误和不完整的情况。建立严格的数据质量管理机制，加强数据审核和纠错，确保数据的准确性和可靠性。

五、未来展望

随着人工智能、大数据、无线通信、物联网、网络技术的应用推广，整合型社区卫生服务信息化将迎来更广阔的发展前景。未来，我们有望看到更加智能化的医疗服务模式，如智能诊断辅助系统、个性化健康干预方案等；更加便捷的居民健康管理方式，如基于物联网的家庭健康监测设备；更加高效的医疗协同机制，如跨区域的医疗联盟和远程医疗协作网络。

总之，整合型社区卫生服务信息化应用与管理是一项复杂而系统的工程，需要政府、医疗机构、信息技术企业和居民的共同努力。通过不断地完善信息化建设，提升管理水平，未来将能够为社区居民提供更加优质、高效、便捷的医疗卫生服务，推动健康中国建设迈出坚实的步伐。

（姜　艳　郑　岩）

第二节　信息系统开发与应用

根据以往国家的整合卫生经验及实践，将服务流程与内容进行整合、社区人员角色与各项技能进行转化、长效的绩效激励机制和信息化手段的支撑是实现社区整合的关键，尤其是各系统间的互联互通、诊疗信息共享是整合社区卫生服务的重要技术支持及保障。

基于信息化手段为辖区居民实时、准确提供健康服务需求，是实现分类信息管理、整合社区卫生服务的基础。根据社区需要提供的不同服务体系需求，使不同群体的健康服务资源得到合理分配，促进整体卫生服务体系效率提高，实现三级医疗机构为主体及其医疗体合作机构的各项医疗质量的定期监测。对于医疗机构及社区而言，可实现跨区域、可共享的电子病历系统，减少辖区居民的重复检验、检查，促进治疗方案、方法的同步运行。通过研发以健康信息管理、健康管理决策、辅助医护工作、自我管理及健康管理监控预警五大模块的整合型社区健康信息平台，实现全人群、全方位、全生命周期的整合型卫生服务模式，为群众提供优质的卫生健康服务。

一、健康信息管理

1. 建立个人健康档案居民健康档案的建立是国家基本公共卫生服务项目的重要内容之一，是社区医疗机构为辖区居民提供整个医疗卫生服务过程的全程的、系统的、规范的记录，主要包括个人信息及一般资料、主要的医疗卫生服务记录。居民个人的健康档案可以通过注册、记录、查阅成为自我保健的重要的、不可或缺的医学资料，并且可以做到系统地回顾自己的健康状况，并可做到完整记录自身健康状况变化及疾病发展经过及变化趋势，提高自我预防、自我保健、早期识别健康危险因素的作用。

居民健康档案包括个人信息及一般资料、健康体检内容如查体信息、生活习惯及重点人群的健康管理记录等。

（1）个人基本信息：包括姓名、性别、年龄等一般资料，个人既往史、家庭史及重大疾病史等。

（2）健康体检资料：包括健康查体内容、生活方式、目前的健康状况、既往的疾病用药、目前的管理方式等情况。

（3）重点人群的健康管理记录内容：包括 0 ～ 6 岁儿童、孕产妇、老年人、高血压患者、2 型糖尿病患者、严重精神障碍患者和肺结核患者等人群的健康管理记录。

（4）其他的医疗卫生服务记录：包括其他机构的接诊记录、诊疗经过、会诊记录及转诊记录等。

2. 收集健康管理全流程的数据

（1）健康档案由居民自行扫码完成基本信息的录入，由全科医师或社区护士完成健康检查、生活方式等的完善及核对，对居民档案的管理社区起着至关重要的作用。

（2）对于居民定期健康查体的项目，及时更新各项指标及内容，对疾病用药内容及时修订及维护。

（3）重点人群中的重点指标如慢性病管理、育龄期、孕产期等按照定期检查的时间节点定期随访并做好健康管理记录，及时更新指标并维护。

（4）接收及转诊的各类人群对于重点指标及时上传系统，便于各级医疗机构查看，及时调整诊疗方案。

3. 分析过程指标和结果指标，根据指标确定未来诊疗计划。

二、健康管理决策

健康管理信息决策系统包括 3 个阶段，各阶段之间为层层递进的关系。

1. **阶段一** 根据现有的科学证据建立慢性病管理知识库，建立关键指标合理范围。借助目前区域医疗集团目前形成的慢性病管理知识库，如糖尿病、高血压、冠心病等常见慢性病的知识库及关键指标；各专科的慢性病如炎性肠病、慢性阻塞性肺疾病等慢性病的知识库及关键指标，维护进入系统。

2. **阶段二** 结合目前现有的知识库和慢性病患者的健康状况，在患者自我管理及医疗诊疗干预的过程中提供建议和方案。通过慢性病管理平台综合管理，及时上传及更新各慢性病患者群的基本资料及数据更新，动态了解慢性病患者的健康状况，并进行实时沟通。

3. **阶段三** 建立信息独立决策支持系统：依据现有知识库及关键指标合理范围识别出重点人群、进行疾病风险分级等，减轻一线工作人员的服务健康压力。根据疾病风险程度设置预警值，对于超过或低于预警值的重点人群、管理对象根据风险等级进行分级别处理。如血压超过 180/100mmHg，系统启动一级预警，提醒居民及时就医，医生端提醒重点关注就诊情况。

三、辅助医护工作

该功能设立与管理人员的工作密不可分，大体从以下 3 个方面入手。

1. 建立规范化、标准化的工作流程及工作标准，利用信息化手段提高慢性病患者的健康管理水平。辖区所有医疗机构建立统一的标准化作业书，将工作流程及标准统一，规章制度、疾病诊疗及护理常规等统一进行培训及考核，确保慢性病管理的一致性。

（1）统一辖区的"7S"管理工作，做到物品、药品物资等的规范化、标准化放置。

（2）各类文件书写符合规范，建立统一规范的目录及标识。

（3）将各项工作流程建立统一化的标准，如健康查体资料的录入流程、慢性病管理更新的目录及时限要求等，建立统一的标准化作业书，便于统一管理。

2. 根据各项标准及时更新并发送运行的结果，将辖区内的健康档案、疾病知识、风险管理决策等及时更新，提高工作人员的效率。

（1）根据行业标准及指南，建立各类慢性病及重点人群的风险预警值，并及时更新其内容。

（2）输入系统后，系统有自动识别判定功能。

（3）将警报级别根据数值进行分类，根据高、中、低的风险级别及早识别急危重症的人群，及早干预。

（4）将疾病的高风险因素进行分类汇总，并进行赋分并确定风险级别，做到疾病早诊断、早治疗。

3. 建立双向转诊、网上远程技术指导的医 - 医互助沟通平台，畅通各级、各类医疗机构的沟通渠道并提高协作水平。

（1）根据风险分级，对高风险患者实现疑难危重急症的及时就诊；对于在三级医院完成诊疗计划的患者，根据出院计划的评估及筛查，智能筛选出有出院计划需求的患者，制订详尽的出院计划并生成转介单，实现双向转诊并保证患者服务延续。同时建立统一明确的转诊标准和流程，提高患者在转诊决策中的参与度，提高双向转诊及时有效完成。

（2）对于系统中筛查出的急危重症患者实现辖区三级医疗机构就诊优先级，根据病情提前预约急诊及门诊的诊疗计划，三级医疗机构建立绿色通道，做到急危重症及时救治。

（3）辖区内筛查出的疾病高风险人群，三级医疗机构提出下一步诊疗计划，实现系统内提前预约，如食管癌、胃癌等患者在社区完善检查后提前预约胃肠镜，提高疾病筛查率。

四、支持自我管理

1. 信息系统实现定时提醒、及时督导辖区内对象完成健康管理服务计划，真正实现从院内到院外管理的延续。

（1）将居民定期健康查体的日期在系统内提前设置，根据前一次查体日期，设置下次查体时间段，在开始前 1 周、开始时、结束前 1 周、结束日、结束后 1 周后系统通过短信、微信等形式自动发送信息提醒，对于 70 岁及 70 岁以上老年人实现电话语音提醒；对于查体日结束 1 个月的患者人工电话提醒。

（2）对于慢性病及重点人群根据疾病特点设置时间段，参考健康查体提醒功能，自动提醒。对于筛查出异常的患者通过自动及人工双重提醒，进行下一步诊疗，督导辖区内人员完成管理计划。

（3）为做到疾病早筛、早查、早治，系统筛选出的高危人群，及时用电话与其沟通确定下一步治疗方案后可通过短信、微信及电话语音播报的形式提醒及早就诊，对于未及时完成者人工电话沟通通知并了解原因，提醒就诊。

2.建立医护-居民平台的互通，实现工作人员与居民的定期沟通，解决居民居家或自我管理的各种问题并对下一步诊疗提出管理意见及建议。

（1）居民端支持上传其就诊资料及咨询问题。

（2）医护端建立优先级，问题优先由社区医护人员答疑，若问题无法解决逐步升级到上一医疗机构，实现线上的问题"转诊"，切实解决居民问题。

3.实现居民-居民的双向沟通，发挥居民/家属在同伴教育中的作用，提高自我管理能力、管理控制居民的危险健康行为中的榜样作用。

（1）对辖区内疾病管理良好的人群给予鼓励并在居民沟通平台开展视频直播或现场宣讲的方式，通过同伴指引、指导的作用，更好地发挥榜样作用。

（2）实现"社区群"内的信息互通，充分发挥家属及病友的榜样力量，将大家关注的问题汇总集中答疑，个别问题一对一答疑。

五、健康管理监控预警

此模块中根据前馈控制理论，依据慢性病管理规范，利用关键指标自动识别并判断出健康管理全流程中的重点风险事件，如医疗护理方案中的药物互斥、运动方案的违背、饮食方案的冲突等，以及管理对象在整个管理过程中出现的异常事件如发生跌倒、各种健康指标出现的异常等。另外如根据预警值出现的风险等级改变制订下一步的干预方案。

整合型社区健康信息平台是将信息互联互通、实现资源共享的关键，是实现"基层首诊、双向转诊、慢急分治、上下联动"落实的基础，平台的研发及应用在实际工作中需打通多个环节且涉及信息的安全需不断完善及优化，以更好地为居民及各级医务人员服务。

（王文娟　郑桃花）

第三节　信息保护体系构建

随着云计算、大数据、物联网、移动互联网等新兴技术的迅速发展和我国医疗卫生改革的深入，信息技术已经成为医疗卫生机构提高管理水平和医疗服务质量的有力手段。整合型社区卫生服务信息系统的建立，实现了医疗资源的优化配置和医疗服务的高效协同，为居民提供了更加便捷、全面的医疗保健服务。然而，信息的高度集中和广泛共享也带来了一系列信息安全问题，如个人隐私泄露、数据篡改、网络攻击等，给社区居民的健康和权益带来了潜在威胁。因此，构建整合型社区卫生服务信息安全保护体系，运用现代安全管理方法和技术，解决和消除各种不安全因素，防止事故的发生，以此保障社区居民的健康信息安全，维护社区卫生服务机构的正常运转，促进医疗卫生事业的可持续发展显得尤为重要。

一、构建整合型社区信息保护体系的意义

（一）保护居民隐私和权益，增强公众信任度

确保居民的个人健康信息不被非法获取、滥用和泄露，维护居民的隐私权和人格尊严；建立安全可靠的信息环境，增强居民对社区卫生服务工作的信任度和满意度。

（二）提高医疗服务质量

保障信息的准确性、完整性和可用性，为医疗决策提供可靠依据，提高医疗服务的质量和效果。

（三）促进信息共享与协同

在安全保护的基础上，实现不同医疗机构和部门之间的信息共享，促进医疗资源优化配置和协同合作。

（四）符合法律法规要求

遵循国家和地方有关信息安全、网络安全、数据安全的法律法规，避免法律风险，保障社区卫生服务机构的合法合规运营。

二、整合型社区卫生服务信息保护体系的构建策略

（一）技术防护策略

1.加密技术　采用先进的加密算法对敏感信息进行加密存储和传输，确保信息的保密性和完整性。

2.访问控制技术　统一权限管理，统一身份认证，实施基于角色的访问控制策略，根据用户的职责和权限分配相应的访问权限，严格限制非授权用户的访问。

3.身份认证技术　注重保密意识及密码强度，采用多种身份认证方式，如用户名、密码、验证码等，避免使用纯数字或纯字母密码，确保用户身份的真实性和合法性。

4.网络安全技术　部署防火墙、入侵检测系统、防病毒软件等网络安全设备并及时升级，组织与外界互联的通信站接入局域网，防范网络攻击和恶意软件的入侵。

5.数据备份与恢复技术　定期对重要数据进行备份，并建立完善的数据恢复机制，确保数据的可用性和可靠性。采用硬盘、光盘双重集成存储体系，同一数据异地保存等措施防止数据丢失；从设备控制、防止信息泄露、磁盘和数据加密 3 个方面来降低数据泄露的风险。

（二）管理防护策略

1.建立健全信息安全管理制度　制订信息安全工作方针、策略和操作规程，明确信息安全管理的职责和流程。

2.人员安全管理　加强对从业人员的信息安全培训和教育，提高其安全防范意识，提升对安全产品的熟练应用程度，明确其在信息保护方面的责任和义务。

3.应急管理　依据安全事件的分类及应急响应目标，对可能出现的突发故障、恶意攻击等带来的破坏和影响制订信息系统安全应急预案，定期进行演练，提高应对信息安全突发事件的应对能力。

4.风险评估与管理　定期对信息系统进行风险评估，识别潜在的安全威胁和漏洞，并

采取相应的风险控制措施，定期完成对业务策略、安全策略、安全基础设施等服务器系统与网络设备等的安全加固工作。

（三）法律防护策略

1. 加强法律法规学习　组织社区卫生服务机构从业人员学习《中华人民共和国个人信息保护法》《中华人民共和国网络安全法》《中华人民共和国数据安全法》等相关法律法规知识，提高从业人员的隐私保护意识和自律意识。

2. 完善内部规章制度　根据相关法律法规的要求，结合社区卫生服务机构的实际情况，完善内部信息安全管理规章制度，确保信息处理活动符合法律规定，满足国家、行业法规要求。

3. 法律合规审查　定期对信息保护体系进行法律合规审查，对信息技术的使用进行监管，及时发现和整改存在的问题，避免法律风险。

（四）人员防护策略

1. 提高从业人员安全意识　通过培训、宣传、外请专家学习交流等方式，提高社区卫生服务机构工作人员对信息安全重要性的认识，增强其安全防范意识。

2. 培养专业人才　加强信息安全专业人才的培养和引进，设立系统管理员、安全管理员、网络管理员等岗位，配备专职安全员，建立一支高素质的信息安全管理和技术队伍。

3. 建立激励机制　建立信息安全工作激励机制，对在信息保护工作中表现突出的人员给予表彰和奖励，激发工作人员的积极性和主动性。

三、整合型社区卫生服务信息保护体系的实施步骤

（一）风险评估

对社区卫生服务机构的信息系统和信息保护现状进行全面评估，满足信息系统等级测评的要求，及时发现系统自身的安全风险并进行修正。

（二）规划设计

根据风险评估结果，结合社区服务中心的发展战略和信息安全需求，制订信息保护体系的建设规划和实施方案，明确建设目标、任务、步骤和预算等。

（三）技术实施

按照规划设计方案，实施各项技术防护措施，如身份鉴别、访问控制、安全审计、入侵防范及恶意代码防范、资源控制、剩余信息保护等，制订数据丢失和数据泄露的风险防范措施，做好计算机与网络设备和信息系统硬件的安全防范措施等。

（四）优化管理

加强人员安全管理、应急管理和风险评估与管理等工作，依据 2019 年信息安全等级保护 2.0 系列国家标准中的要求制定各类管理规定、管理办法和暂行规定。按要求设置安全管理机构，明确岗位职责；建立健全信息安全管理制度和流程；设置安全管理岗位，配备专职安全员；建立授权及审批制度；定期进行全面安全检查，减少信息安全末端失控行为的发生。

（五）培训教育

组织开展信息安全培训和教育活动，提升医务人员安全意识和安全防护知识，加深理

解等级保护要求及策略、熟悉安全产品的使用和管理、熟练掌握系统的加固实施等。

（六）监测评估

建立信息安全监测和评估机制，定期对社区卫生服务系统的服务器使用扫描工具进行系统漏洞扫描或手工检查，了解和掌握系统的脆弱性；在脆弱性扫描基础上完成对服务器系统与网络设备等的安全加固工作；由专业安全工程师对需要被检测的信息资产进行全面的安全检测。

（匡国芳　杨洁婷）

第四节　信息的收集与处理

信息的收集与处理是社区信息化建设的重中之重，可有效解决数据孤岛、社区纸质版居民健康档案工作量大、数据质量欠佳、医务工作者工作繁重等问题；可实现公共卫生服务、临床科室与辅助医技科室的信息一体化管理，统计分析各类数据，进行电子化监控，共享社区居民的基本健康信息，有助于实现社区卫生服务中心的科学化、高效化管理。

社区卫生信息系统通常包含疾病预防控制、健康档案管理、社区医疗、卫生保健、康复管理、健康教育、计划生育、综合管理等内容，详见表 5-1。

表 5-1　社区卫生信息系统的分类及具体内容

疾病预防控制	糖尿病管理、高血压管理、心脑血管疾病管理、口腔疾病防治、眼病防治、精神卫生管理、肿瘤管理、传染病管理、计划免疫管理、突发公共卫生事件管理、生命统计、病媒消毒管理、伤害监测、营养卫生管理、食品卫生管理、环境卫生管理、职业卫生管理、学校卫生管理
健康档案管理	涉及居民个人、家庭及社区档案的管理
社区医疗	体检管理、全科诊疗、家庭病床管理、社区护理管理
卫生保健	儿童保健、妇女保健、老年人保健
康复管理	运动康复、残疾人管理
健康教育	健康教育咨询
计划生育	计划生育技术指导
综合管理	药房管理、团队管理、报表上报管理、综合统计分析

（一）信息的收集

1. 标准化收集信息　标准化是社区信息化建设的基础，是实现信息资源共享与交换的重要途径，因此，在信息收集过程中需要形成标准化的录入模式。在社区居民挂号时，针对以往就诊信息与健康档案无法同步整合，查找健康档案困难等问题，可对辖区内的地理位置设立规范化的地址库，选择规范化的地址；对于使用医保卡就诊的居民，系统自动保存医保卡号，将医保卡号作为公共卫生服务与临床就诊之间的连接点，将居民本次的诊疗与既往已建立的健康档案相连接；针对既往未建立健康档案的居民建立临时健康档案，为将来的全民建档做好准备。

标准化收集的信息可实现查询检索功能。例如，当居民在社区卫生服务中心内的任何诊室就诊时，医务工作者通过医保卡号，可查询该居民的健康档案，可浏览其既往史、过敏史、用药等内容，以指导本次诊疗，与此同时，系统将自动将本次诊疗活动转录至健康档案的诊疗记录中，保证居民健康档案的真实性与完整性。而对于未建立健康档案的居民，系统将自动建立包含姓名、性别、年龄、电话、过敏史、生命体征、诊疗记录等内容的临时档案。

2. 自动化收集信息　研发设计的公共卫生服务数据输入设备，例如平板电脑，可用于社区工作人员入户提供服务时，录入相关数据，并实现电子签名，完成入户随访。该设备不需要单独的键盘，携带方便，设有读卡器以方便读取医保卡，留有数据接口，电子化签名，并实现签名图像化存储，使用过程中可随时进行修改，以保证数据的真实性与完整性。

按照社区档案管理的标准，系统可自动对录入的数据进行识别，若超过正常范围，提示工作人员再次核实；对于明确诊断的居民，医务人员在填写用药时，若该居民存在用药禁忌，系统会提示进行修改。当系统程序与临床标准融合后，可显著减少居民健康档案中基础性错误的发生。

（二）信息的处理

社区卫生服务中心实现信息化管理后，对系统信息进行自动质控可最大限度提高社区卫生服务的管理水平。

1. 消除信息孤岛　社区卫生服务的信息系统与医院信息系统进行有效融合，以实现信息共享，消除信息孤岛。例如，电子版居民个人健康档案将整合居民的全部健康信息，方便社区医务人员进行科学化临床诊疗与规范化社区管理；电子版家庭健康档案将整合家庭中每位成员的健康信息，方便社区医务人员进行家庭健康指导；与此同时，个人档案和家庭档案共同组成社区健康档案，以便于社区医务人员统计本社区居民的相关疾病发病率、居民防疫等内容。

2. 设计居民健康档案管理自动提醒功能　根据各类人群管理的种类、需要管理的次数，系统自动推算管理时间，对近期需要进行管理的档案使用黄色标识进行提醒，对于已经过期但未进行管理的档案使用红色进行提醒，以保证管理人员最大化地接受管理。

3. 设计数据质控的自动循环功能　在社区工作人员在对健康档案慢性病管理部分进行审核质控的过程中，对于有错误的健康档案经过系统撤回至随访人员手中进行修正，随访人员修正后重新提交，审核人员再次审核，直至信息无误。对于错误档案，设计错误标识，修改后的档案设计相应的标识，与此同时，系统自动统计审核人员的工作量。

4. 设计数据夜间自动备份功能　为保证社区卫生服务系统数据的安全，防止数据的丢失与破损，应配置两套服务器，其中的一套为备份服务器，设置在每日18：00，系统自动备份数据至备用服务器。

（于　鹏　周建蕊）

第6章 >>
整合型社区卫生服务医教研管理

第一节 概 述

社区卫生服务是指在社区范围内为居民提供医疗、预防、康复和保健等服务的一种基层医疗保健形式。随着国家强化卫生服务能力建设政策与策略的不断实施，作为承担着区域医疗卫生任务的社区卫生服务中心，在基层诊疗能力提升、专业人才培养、社区卫生服务管理等方面存在着不断创新发展的需求。

整合型社区卫生医疗服务管理是指针对社区卫生服务领域的管理模式，旨在通过整合和协调各种医疗资源，优化管理机制，提高社区医疗服务的效率、质量和覆盖范围。这一管理模式的核心目标是满足社区居民的基本医疗需求，提升基层医疗机构的服务水平，促进全民健康，从而实现社会的可持续发展。

医教研工作是医疗单位的工作主旨，如何提高社区卫生服务中心的整体医疗水平、如何加大基层人才队伍建设、如何提升社区科研创新水平，是当前各社区卫生服务中心在不断发展中面临的主要挑战。从社区卫生服务中心的角度出发，整合型社区卫生服务医疗服务管理是针对社区卫生服务领域的管理模式，整合型社区卫生服务医疗服务管理的出现，是对传统医疗模式的一种重要补充和改进，旨在构建更加综合、高效的社区卫生服务体系，以促进人才的培养、团队的建设及社区医疗水平的不断提升。

（祝 凯）

第二节 医疗服务管理

医疗服务管理是社区卫生服务中心工作之重心，开展整合型社区卫生服务管理，可以从根本上促进中心整体医疗服务水平的提高。

一、开展整合型社区卫生服务管理的特点

推进医疗资源的整合和优化：社区卫生服务的有效实施需要充足的医疗资源支持，当前，这些资源往往因为分布较为分散，导致管理不规范，效率较为低下。通过开展整合型管理模式，可在一定基础上整合社区内现有的各类医疗资源，合理配置医疗设备、人力资源和药品，以提高社区医疗服务效率和资源利用率。通过建立医疗资源共享机制，可充分

利用社区内医疗机构现有的各类资源，避免资源的浪费和重复建设，实现资源的优化配置。

（一）逐渐推进分级诊疗制度

分级诊疗制度是整合型社区卫生服务管理的重要组成部分。该制度建立起由基层医疗机构、社区卫生服务中心、医院等多级医疗机构组成的分级诊疗网络，实现疾病筛查、初步诊断和专科转诊的有序连接。分级诊疗制度通过引导患者就近就医，可以有效缓解大医院看病难的问题，通过提高基层医疗服务的覆盖范围和医疗服务质量，既方便患者就医诊疗，同时也切实提高各级医疗机构的工作效益与医疗质量。

（二）进一步加强医疗服务质量管理

医疗服务质量管理是整合型社区卫生服务的重要保障。该管理模式通过建立医疗服务评估机制，监测和评估医疗服务的质量与效果，以及时发现问题、分析问题、及时整改、定期反馈。通过制定整合型社区卫生服务质量标准，开展医疗服务满意度调查等多种方式，提高医疗服务的规范化和专业化水平。

二、开展整合型社区卫生服务管理的要求

开展整合型社区卫生服务管理，需要切实考虑社区医疗服务的主要内容，了解影响居民社区诊疗的主要因素。通常来说，社区医疗服务管理的主要内容有：①医护质量建设，包括专家坐诊、护理服务、医患沟通；②诊疗成本，包括就诊等待时间和收费标准；③硬件设施，包括药品种类、医疗设备和医学检查；④其他因素，包括就诊距离、隐私保护和转诊等。

张雪等针对社区医疗服务建设对慢性病患者就医选择的影响进行了研究，发现在医护质量层面，服务态度每增加一个单位，慢性病患者选择社区医院的可能性上升12.7%；护理服务每增加一个单位，慢性病患者选择社区医院的可能性上升3.6%；专家坐诊每增加一个单位，慢性病居民选择社区医院的可能性上升3.5%。另外，收费标准、医疗设备、医学检查、隐私保护等对慢性病居民就医选择行为也存在一定的影响。

因此，要做好社区医疗服务管理，就需要从医疗服务质量建设入手，全面提高社区卫生服务中心工作质量。为了更好地体现以患者为中心，以质量为核心，树立良好的服务理念和意识，提高社区卫生服务中心文明服务的整体水平，社区卫生服务中心要认真执行优质服务工作制度，不断提高医务工作者的职业道德和服务质量，为患者提供优质、高效、便捷的医疗服务。

三、整合型社区卫生服务管理工作制度

1. 认真履行社区卫生服务中心工作人员岗位职责，严格落实政策制度要求，完成各项工作任务。

2. 工作人员佩戴胸卡上岗，仪表整洁，举止端庄，待人礼貌，用语文明，主动为患者排忧解难。

3. 工作人员上班时间，不吸烟、不嬉闹、不吃零食，不做与工作无关的私事。

4. 认真贯彻首诊医师负责制，工作认真负责不出差错事故。关注患者的需求，发现病情变化，及时进行处理，确保患者安全。

5. 用药合理安全有效，调配处方认真仔细，并热情为患者交代用法。

6. 逐步缩短收款、取药、化验等窗口排队等候时间。

7. 大厅设立服务台，负责对患者的导医、就医咨询、预约等服务，设立专家一览表及专家简介，便于患者因病择医。

8. 各候诊区设立候诊座椅，保持安静、舒适、秩序井然，方便就诊与咨询。

9. 后勤安保人员履行职责，保持各区域清洁卫生，无痰痕，无垃圾，厕所清洁无臭味，无蚊蝇。保证电梯安全运行。

10. 价格公示，收费透明，随时接受查询。

11. 设立意见箱和公开监督电话，接受社会监督。

12. 积极开展志愿服务活动，为患者提供全方位生活及医疗服务。

（高俊茹　朱晓丽）

第三节　教学活动管理

教学活动管理是社区卫生中心管理工作的一个组成部分，因此应建立健全教学活动管理制度，保证中心教学工作顺利进行。

1. 落实国家及省市继续医学教育规划及各项方针政策。

2. 社区卫生服务中心主管部门完成各级医务人员继续教育培训的组织管理工作，提升医务人员临床技能，加强社区卫生的培训管理，适应社区卫生服务发展需求。

3. 社区卫生服务中心建立规范的培训管理制度，有培训计划、大纲、总结等。培训管理制度应至少包括培训目标、培训的组织体系构建、培训计划、培训大纲、效果评价、档案整理等。

4. 社区卫生服务中心各级医务人员继续教育学分要求

（1）每年参加继续教育活动，年度学分数初、中级不得低于20分，高级不得低于25分，Ⅰ类、Ⅱ类学分与学时符合要求。

（2）具体学分授予方法详见相关文件。

5. 社区卫生服务中心主管部门对中心各级医务人员的教学工作进行指导监督，保证培训计划的落实。

6. 社区卫生服务中心主管部门定期召开教学活动会议，通报信息，讨论工作。

7. 社区卫生服务中心主管部门向上级领导汇报中心各级医务人员教育工作情况，确保工作质量。

8. 进修培训管理办法

（1）须在保证日常工作正常运转前提下，根据中心发展需要，择优选派进修人员。

（2）进修人员应严格遵守进修医院的各项规章制度，认真履行岗位职责，请假必须经进修单位同意。

（3）进修时间超过1个月的人员，应每月从思想政治、业务学习等方面书写进修学习报告，每月月底以书面和微信等形式上报中心办公室存档。

（4）进修人员培训期间，务必认真学习新业务、新技术，并做好总结记录，进修结束，请将进修学习报告按时上交中心办公室存档，重点根据学习成果提出改进中心工作的计划和措施，以及对机构的下一步发展及个人能力提升提出建设性建议；1周内，在单位内部开展授课、心得交流等活动。

（5）相关进修学习费用，参照上级及中心有关文件规定执行。

（徐毅君）

第四节　科学研究管理

社区科学研究工作是对社区卫生各项工作的总结和探索，是提升社区工作人员内涵的重要措施和手段，因此应建立健全科学研究管理制度，保证社区科研工作顺利进行。

1. 科研计划和科研管理　社区卫生服务中心应有促进科研工作的相关管理制度，由专门部门管理和专人负责。科研工作要有规划，科研设计应注意科研项目的先进性和实用性。制订计划后要上报中心办公室，批准后要严格执行，无特殊情况不可更改。

2. 科研成果鉴定的推广使用　成果鉴定是以科研题目的成果水平而定。鉴定级别一般分国家、省部和市级。由上级部门对科研成果的实用意义和学术水平做出评价，根据评价决定是否推广使用。

3. 科研成果奖励　科研成果的奖励标准是根据成果水平和使用价值而定。科研成果获奖后，须将科研人员的成就记入本人的档案中。

4. 科研资料管理　科研资料是科研人员的劳动的结晶，是宝贵的科学财富，应由专人负责，妥善保管。原始资料是整理、分析、推理的基础，是最后做出结论的依据。所有材料都应按要求书写、分类装订和登记存档。

5. 科研仪器的使用保管　不论是一般或者是精密的科研仪器，都要由专人负责保管。仪器的使用、维修和保养都应有明确的规章制度要求。要做到物尽其用，发挥效能，不可无故损坏、丢失。

6. 科研工作检查、总结、报告　科研计划确定实施之后，中心应定期组织检查，根据科研题目和完成时间而规定检查的具体内容和具体时间，发现问题及时解决，以保证科研计划按时完成。科研任务完成之后，应写出总结报告，或申请鉴定，或申报成果，或总结推广应用，或撰写论文。

7. 学术交流　科研成果或学术论文要定期组织学术交流，积极参加全国、全省、全市性的学术交流活动。

（王　刚）

第7章
人员岗位职责

第一节 概 述

岗位职责是组织中各个职位所需承担的工作任务和责任的明确描述。它规定了员工应该做什么，如何做，以及他们的工作结果应该达到什么标准。明确的岗位职责有助于组织实现其目标，同时也有助于员工的职业发展。

一、社区卫生服务岗位职责特点

（一）岗位多样性与专业性

社区卫生服务中心的岗位设置呈现出多样性和专业性的特点。从医疗技术人员，如全科医师、护士、药剂师，到行政管理人员，每个岗位都有其独特的职责和要求。医疗技术人员需要具备扎实的医学知识和丰富的临床经验，能够处理社区居民的常见病和多发病；行政管理人员则需要具备良好的组织协调能力和服务意识，确保社区卫生服务中心的正常运转。

（二）岗位责任的明确性

社区卫生服务中心的每个岗位都有明确的职责和责任。医疗技术人员需要严格遵守医疗操作规范，确保医疗质量和安全；行政管理人员需要高效协调各部门的工作，确保服务流程的顺畅。同时，每个岗位都需要对自己的工作负责，积极应对各种挑战和问题。

（三）岗位之间的协同性

社区卫生服务中心的各个岗位之间需要保持良好的协同关系。医疗技术人员与行政管理人员需要密切合作，确保医疗服务的顺利进行；医疗技术人员与后勤服务人员也需要紧密配合，共同为社区居民提供高效、便捷的医疗服务。这种协同性不仅提高了工作效率，也有助于提升社区居民对社区卫生服务中心的信任和满意度。

（四）岗位发展与培训

随着医学技术的不断发展和社区居民健康需求的不断增加，社区卫生服务中心的人员岗位也需要不断更新和提升。因此，对于各个岗位的人员来说，持续的培训和发展是必不可少的。这包括医学知识的更新、临床技能的提升、管理能力的增强等。通过不断地培训和学习，社区卫生服务中心的人员可以更好地适应岗位需求，为社区居民提供更加优质及高效的医疗服务。

二、实施步骤

1. **确定岗位** 首先确定需要进行职责定义的岗位，确保涵盖组织内所有关键职位。

2. **收集信息** 收集有关该岗位的相关信息，包括职位说明书、岗位职责说明书、工作流程图等。

3. **职位分析** 根据收集到的信息，对该岗位进行深入分析，了解其主要工作内容、任务、所需技能等。

4. **职责梳理** 根据职位分析结果，梳理出该岗位的主要职责，明确职责范围和工作要求。

5. **职责描述** 对梳理出的职责进行具体描述，确保描述准确、清晰、易于理解。

6. **职责评估** 对定义好的岗位职责进行评估，确保其合理性和可行性。如有需要，可根据评估结果进行调整和优化。

7. **反馈与调整** 将定义好的岗位职责与员工进行沟通，收集员工的反馈意见。根据反馈意见对岗位职责进行调整和优化，确保其符合实际工作需要。

社区卫生服务中心的人员岗位特点共同构成了社区卫生服务中心高效、专业、协同的工作环境。同时，随着医学技术的不断发展和社区居民健康需求的不断增加，社区卫生服务中心还需要不断优化岗位设置和提升人员能力，以更好地满足社区居民的健康需求。

（沈　霞　袁美玲）

第二节　医疗人员岗位职责

一、全科医师岗位职责

1. 依法依规开展门诊、巡诊、出诊、家庭病床、康复，以及健康教育、预防保健等社区医疗工作。

2. 开展连续性医疗保健服务，为辖区居民建立健康档案，提供常见病和多发病的诊断、治疗、预防、康复服务。积极开展家庭病床服务，上门为行动不便的居民提供诊疗服务。

3. 诊疗活动中，应及时完成医疗文件书写，严格执行各项规章制度和操作规范，杜绝医疗事故的发生。

4. 实行分级诊疗制度，对于超出基层诊疗能力的疾病，应积极协调转诊至医联体内上级医疗机构，待病情稳定再转回社区卫生服务机构，接受后期康复治疗。

5. 开展高血压、糖尿病等慢性病的监测、治疗和管理工作，及时调整诊疗方案，提高患者依从性，预防并发症的发生。

6. 开展传染性疾病、流行性疾病、职业性疾病、地方性疾病有效监测，及时上报异常结果。

7. 开展辖区死亡监测，做好死亡人员流调，依法签发《居民死亡医学证明（推断）书》。

8. 通过健康知识宣传栏、讲座、微信群推送和家庭访视等多种模式开展健康教育和心理健康咨询服务。

9. 积极参加卫生技术人员继续教育,鼓励参与转岗培训,定期到上级医疗机构进修学习,做到医学教育终身制。

10. 及时登记所有社区卫生服务,并进行统计和分析总结任务,进一步优化社区卫生服务。

二、中医医师岗位职责

1. 严格遵守各项医疗法律法规及医院规章制度和操作规程,确保医疗安全。

2. 应以传承、挖掘、整理和提升我国的医学遗产为目标,积极推进中医事业,并促进中医医疗诊断技术的提高。

3. 运用中医辨证施治理论,处理社区常见病、多发病、慢性病。

4. 及时认真地书写中医或者中西医结合的病历信息,确保内容完整、准确,并签署完整姓名。

5. 医生需要详细向患者交代说明特殊的煎药步骤和服药时间,并在处方中标注出来。

6. 积极开展中医康复诊治工作,不断总结经验,并交流推广。

7. 针对 0 ~ 3 岁孩子的家长,提供儿童中医穴位按摩和饮食起居指导;每年为老年人提供一次免费中医药健康管理服务,内容包括体质辨识、穴位按摩、饮食起居、情志调摄、运动保健等方面的指导。

8. 定期举办中医养生讲座,做好中医健康观念、中医食疗、中医按摩与保健功法、中医草药养生推广工作。

9. 积极参加中医药理论知识和中医适宜技术培训,提升服务能力。

三、口腔医师岗位工作职责

1. 开展本社区居民、幼儿园和中小学等牙科疾病普查与治疗的工作,并将被筛选者的口腔基础状况详细记录在健康档案中。

2. 负责口腔溃疡、龋病、牙周病、牙髓病等口腔疾病的诊断、治疗和预防,提供拔牙、牙齿美容、牙齿种植、牙齿矫正等基本治疗。

3. 对来诊患者进行口腔健康检查和评估,制订个性化的治疗方案。准确记录患者的诊疗情况和病历信息。向患者及其家属提供口腔健康知识的宣传和教育,提高患者的口腔保健意识。

4. 当患者需麻醉剂进行口腔治疗前,充分了解患者过敏史,然后进行药敏试验,并备好常规急救药品。

5. 执行严格的无菌操作,做好口腔诊疗器械的清洁、消毒和维护工作,做好室内空气消毒,以避免交叉感染的发生,管理相关药品,做好医废管理。

6. 开展多层次口腔保健、口腔疾病健康宣教工作。

7. 积极参加继续教育和相关专业技术培训。

四、公共卫生医师岗位职责

1. 建立和管理居民健康档案,收集、整理和更新居民健康档案。评估分析居民健康状况,制订健康管理计划。

2. 推行多元化的健康教育，针对社区居民健康的风险因素，制作发放健康教育材料，开展健康教育讲座，宣传卫生知识，提升居民健康理念。

3. 开展传染病、地方病、职业病、慢性病、突发公共卫生事件和疑似预防接种的异常反应监测，以及国民健康状况监测与评价，开展重大公共卫生问题的调查与危害风险评估。

4. 大力宣传并开展 65 岁以上老年人、无偿献血荣誉人员、严重精神障碍患者等人群的免费查体工作。

5. 开展"三高"（高血压、高血糖、高血脂）、"六病"（脑卒中、眼底病变、冠心病、肾脏病变、周围神经病变、周围血管病变）、"一慢"（慢性阻塞性肺疾病）的筛查随访工作。

6. 对辖区高血压、糖尿病及其高危人群，进行有针对性的健康教育，按频次开展随访、查体工作。

7. 开展包含肺癌、乳腺癌、肝癌、上消化道癌、结直肠癌等癌症的早诊早治工作。

8. 协助卫生监管部门对社区内的休闲、娱乐和学习等场所，开展食源性疾病、饮用水卫生、学校卫生、无证行医和非法采供血、计划生育、职业卫生方面的巡查、信息收集、信息报告、协助调查等工作。

9. 免费为辖区可疑结核患者推介转诊，对结核患者随访管理。对居家治疗的肺结核患者进行家访督导服务，按频次开展随访管理、督导服药工作。

10. 在疾控和其他专业机构的指导下，开展传染病疫情和突发公共卫生事件的风险评估、信息收集和上报工作。

11. 积极参加继续教育和相关专业技术培训。

五、妇女保健与计划生育门诊岗位职责

1. 依照女性健康保障制度的规定，全面履行女性健康保障任务；设立健康门诊，实施首次接诊责任制。

2. 严格执行社区女性青春期、婚姻期、孕产期、更年期、生殖健康及女职工保健等妇科保健任务。

3. 为辖区妇女开展计划生育技术等相关服务，提供节育、避孕咨询，负责计生用品的发放。

4. 依规做好孕期保健、产前检查、产后回访、营养咨询，以及医学指导等工作，并对高风险妊娠进行筛选与管理。

5. 在妊娠第 13 周内，为孕妇建立《母婴保健手册》，并进行首次产检工作。

6. 对孕产妇及新生婴儿的死亡率和先天疾病的发生率进行监控与记录。

7. 积极开展青春期、婚姻期、孕产期相关健康教育工作，宣传优生优育、科学喂养和避孕节育知识，加强对妇女常见病及多发病的防治知识的宣传，提高妇女自我保健意识。

8. 积极参加医学继续教育，以提升女性健康保健的理论知识和专业技术服务水平。

六、儿童保健门诊岗位职责

1. 依照儿童健康保障制度的规定，完成儿童保健门诊的各项日常任务；开设健康门诊，

实施首次接诊负责制。

2. 负责辖区产后访视工作。开展新生儿疾病筛查，对家长进行喂养、发育、预防伤害和口腔保健指导。

3. 为辖区 0～6 岁儿童建立健康档案，按时进行儿童查体，对查体中发现有异常体征的儿童，及时联系上转，并跟踪随访转诊后结果动态掌握本辖区儿童健康状况。

4. 做好每次疫苗接种前的禁忌证筛查。对接种过程中的不良反应进行监测和处理，提供接种后的健康教育和指导。

5. 做好儿童健康教育工作，普及儿童相关常见病及多发病防治知识。

6. 定期到幼儿园和学校进行检查和指导，并促进基层单位儿童健康工作顺利开展。

7. 负责收集、整合、统计、分析、上报本辖区的儿童健康资料，定期进行质量监控。

8. 承接上级下达的各项儿童保健工作任务。

9. 积极参加医学继续教育，增强专业技术能力，以提升儿童保健的服务水平。

（张美丽　张新伟）

第三节　护理人员岗位职责

护理人员岗位职责及各部门规章制度是社区护理工作客观规律的体现，它们不仅具有明确的指令性，还带有一定的法规性质。这些规章制度在护理实践中扮演着至关重要的角色，它们为护理人员提供了清晰的工作指南和行为规范，确保社区护理工作能够有序、高效地进行。

首先，严格执行各级护理人员岗位职责是确保社区护理工作质量的关键，严格按照规定执行。这有助于保证护理工作的连贯性和一致性，避免工作中的疏漏和错误。同时，明确的岗位职责也有助于提高护理人员的工作责任心和使命感，使他们更加投入到护理工作中。

其次，遵循各部门的规章制度是保障社区护理工作安全进行的必要条件。这些规章制度涵盖了护理工作的方方面面，如护理操作规范、消毒隔离制度、药品管理制度等。护理人员必须严格遵守这些规定，确保每一项工作都符合标准，从而有效预防和控制医疗风险。

随着医疗技术的不断发展，基层护士的学历、专业技术逐步加强，越来越多的先进护理操作技术被引入到社区护理工作中，为居民提供便捷、高效的诊疗服务。这也对护理人员的专业素养提出了更高的要求。因此，遵循护理岗位职责和规章制度显得尤为重要。通过遵循这些规章制度，社区基本护理工作能够有序、安全地开展。这不仅有助于提升社区居民对医疗服务的满意度和信任度，还能够促进社区护理工作的持续发展和进步。

一、各级护理人员职责（按行政职务）

（一）科护士长

1. 工作概要　在社区中心主任、副主任领导下，全面统筹协调社区卫生服务中心的护理工作，严密把控相关护理行政和业务管理工作，提高护理效率和质量。全力确保社区卫生服务中心的护理工作能够安全、稳定且高效地运行。

2. 工作职责

（1）根据社区中心的整体护理质量标准和工作计划，结合社区卫生服务中心各科室的医疗服务特点和护理需求，负责制订详细的科室工作计划，负责组织并推动计划的实施。定期检查和评估护理标准的执行情况，提出整改意见和措施，并向上级领导（中心主任、副主任）进行汇报。

（2）协助社区中心进行护理人员分配和执业管理，包括资格审核、执业证书的更新等。负责考核护理人员的调任、奖励和惩罚。为基层社区提供有关护理人员情况的第一手资料。

（3）指导护士长们的护理管理工作，按照相关标准和规范对护士长进行定期的考核与年度评价，保证其工作符合标准。

（4）定期组织召开护士长会议，学习最新的护理理念和实践经验，与社区中心主任、副主任和护士长交流，促进科室间护理整合工作，及时解决工作中遇到的有关问题。

（5）组织学习风险防范知识和技能，提高团队风险意识和应对能力，防止事故问题的发生。

（6）负责安排新入职护理人员带教工作，指定经验丰富的护士作为导师，确保新入职人员能够迅速适应工作环境并掌握社区护理基本技能。对带教过程进行质量督导，对新入职人员进行评估。

（二）护士长

1. 工作概要 全权负责护理行政和业务管理任务，保障整个科室的护理质量安全且有效地稳定运作。

2. 工作职责

（1）依据社区医疗中心的护理任务规划与质量标准，并综合科室的具体状况来制订相应的方案，以保证其详细性和实用性，使之每月都有重点的主题，每周都有具体的安排，高效执行各项活动。充分运用护理人员资源，基于辖区内居民的个性化的健康需求，科学分配家庭医师小组的护理职责及轮值时间表，明确每个人的具体角色。

（2）负责检查科室内的护理人员是否遵守法律执行职务，并参与科室内护理人员的调动、任命和评估工作。确保团队配置合理高效。

（3）组织制订科室风险防范预案，定期开展相关培训，提高团队的风险防范意识。召开护理安全工作会议，提出改进措施，及时分析、处理护理不良事件，确保患者安全。

（4）指导科室内人员开展整合型护理工作，确保患者得到全面、连续、个性化需求的护理。掌握新的护理单元工作进展，及时审查患者的诊疗情况。督导护士严格遵守各项规定和技术操作标准，有计划地督查所有护理记录的书写质量，以保证护理记录的精确性和完整性。

（5）定期召集居民进行交谈，收集社区就诊者对中心服务的看法和建议。针对这些看法和建议，深入分析其原因并研究解决方案，以持续提升服务水平。

（6）定期地评估本科护士的护理任务执行情况，以确保他们的综合能力得到提升。同时根据社区服务中心的规定来实施护理团队的专业训练与"三基"考试活动。负责监督并协助新加入的护理员们的教学和评审过程。

（7）定期对本部门的设备和资产进行核查、检测以及补充，以保证设备的正常运作并满足临床需求。加强科室感染的监控管理，确保所有的消毒隔离措施都能得到有效执行，降低医院感染的风险。

二、各级护理人员的职责（按技术资格）

（一）主任护师

1. **工作概要**　全权管理部门内所有医护人员的技能提升，并主导紧急情况下的患者救治与照顾；策划并参加各类医疗知识分享会；监督及辅助教育、研究、人员发展、学术互动等活动；配合社区医院、专科护士长、主管护师完成护理管理工作；辅导、参与护理教育的规划设计、执行评估；引导、制订并实行护理科学研究方案。

2. **工作职责**

（1）在上级领导下，运用护理流程的方式来指导科室的护理任务有效执行，保证护理工作的质量和效率。

（2）参与急救、治疗和护理重症病患，以及修正并审查下级护士的护理计划的制订、执行和评估，以保证护理操作的安全性。

（3）定期参加本专业护理疑难病例的讨论，梳理护理过程中存在的问题及难点，多学科协作，以解决本领域的复杂问题。

（4）定期举办关于护理新知识、新技术和新观念的学术研讨会，以推动护理领域的进步和成长。

（5）协助社区中心的主任和副主任及科护士长进行护理质量控制，并指导和参与各类护理活动，持续优化护理质量控制方案。

（6）参与到安全管理中，定期对潜在的安全风险进行评估，提出预防策略，并针对护理问题给出指导建议和修正方案。

（7）参与并指导护理专业的教学活动、人才培养及学术交流活动。

（8）参与指导护理科研计划的制订和执行，负责撰写护理论文，积极引入和传播先进的护理技术与理念。

（二）副主任护师

1. **工作概要**　全权负责部门内全体医护人员的技能提升教育；对紧急重症患者的救治、诊疗及照护提供指引与支持；配合社区医院、专科护士长、主管护师完成护理质量监控任务；监督并执行护理教学的实践操作及评估反馈。

2. **工作职责**

（1）在科护士长的引导和主任护师的专业指导下，运用护理流程的工作方式来推动科室的护理工作高效进行，以保证护理工作的质量与效率。

（2）参与急救、治疗和护理重症患者，以及修改并督查下级护士的护理计划的制订、执行和评估，以保证护理操作的安全性。

（3）定期参与专业护理病例的讨论，针对护理问题和护理措施提出建议，以解决本领域的复杂问题。

（4）协助社区中心的主任和副主任及科护士长进行护理质量控制，并指导和参与各类护理活动，持续优化护理质量控制方案。

（5）参与到安全管理中，定期对潜在的安全风险进行评估，提出预防策略，并针对护理问题给出指导建议和修正方案。

（6）参与并指导护理专业的教学活动、人才培养及学术交流。

（三）主管护师

1. **工作概要**　按照护理任务计划，全权负责本科室护士的专业训练，引导和参与临床/社区护理活动。

2. **工作职责**

（1）在护士长的指导下，并在主任护师、副主任护师的业务指导下，确保社区中心的护理工作得以全面实施。

（2）协助处理本科室急危重症患者的救治及护理工作，参与制订护理方案，监督下属护士的执行情况并进行评估。

（3）定期安排并参与科室护理病例讨论。

（4）协助护理长完成科室的护理质量管理任务，参与设定和优化护理质量准则。

（5）参与安全管理，研究护理过程中的失误和不足之处，提供有针对性的预防方案，以提升护理的安全性并减少护理风险。

（6）参与制订和执行护理教学及指导计划，并对其成效进行评估。

（7）执行"三基"的标准，对于基层护理人员实施标准化的带教和考核任务。

（8）对下级护士撰写的护理记录进行审查和修正，以保证其精确性、完整性和标准化。

（9）指导执行消毒和隔离的方法，并且严格执行职业防护措施，以确保护士的职业健康。

（四）护师

1. **工作概要**　按照护理任务的规划，掌握并应用专业护理的理论和技术，全程参与并负责临床护理任务。

2. **工作职责**

（1）在护士长和上级护师的引导下，执行社区中心的全面护理任务，以保证患者得到系统、连贯且个性化的总体护理。

（2）采用整合型护理流程作为引导，参与临床护理实践，设定符合个体需求的护理方案并组织执行和效果评估。

（3）在上级导师的带领学习下，通过实际的临床操作，不断积累经验，提升处理复杂病情的技能。

（4）严格执行各项核心制度，减少护理工作中的差错及事故的发生。

（5）协助维持好病区秩序，参与病区医疗耗材、物品的申领、管理和分发工作，确保护理工作正常运行。

（6）依据《病历书写规范》的规定，迅速、精确且全面地记录护理病历，以保证其真实性与连贯性。

（7）积极参与科室举办的专业学习和护理病例研讨，持续更新自身的专业知识，以提升个人的职业技能和临床实践经验。

（8）完成"三基"训练计划并要求考核达标。

（9）参与护理科研工作，协助上级护师进行带教工作，指导下级护士进行临床实践和学习，促进护理团队的整体发展。

（五）护士

1. 工作概要　依据护理的日程安排，执行护理任务，稳步掌握"三基"的技能学习。

2. 工作职责

（1）在护士长和上级护师的引导下，有效且精确地执行社区卫生服务中心的全面护理任务，以保证患者能够得到系统化、连续性和个性化的照顾。

（2）采用整合式的护理流程作为指南，设计出满足个性化需求的护理方案，并且正确地执行医生的建议和各种护理手段。

（3）严格执行所有的护理规定和安全管理策略，坚决遵守护理核心制度，如查对制度、交接班制度等，以降低护理缺陷和事故的发生概率。

（4）深入学习和实践危重、疑难患者的护理技能，不断积累经验，提升应对复杂病情的技能。

（5）严格执行消毒和隔离措施，防止医院内部的感染。营造安全、舒适且整洁的就诊环境。

（6）根据《病历书写规范》的规定，迅速、精确且全面地记录护理病历，以保证其真实性与连贯性。

（7）积极参与科室举办的专业学习和护理病例研讨，持续更新自身的专业知识，提升个人的职业技能和临床实践经验。

（8）完成"三基"训练计划并按要求考核达标。

（9）设定个人学习计划，并按照规定执行继续教育和标准化训练任务。

三、各类护理人员职责（按工作岗位）

（一）护理督导

1. 工作概要　负责对社区护理工作的质量、管理、教学进行监督和指导，确保社区护理工作安全有效地运行。

2. 工作职责

（1）帮助科护士长对各级护理人员进行现场指导、考核工作，做好各科特殊病例的护理现场指导工作。

（2）协助科室护理新业务、新技术的开展，制订工作标准、护理常规和临床路径。

（3）通过评估、检查、协调等手段，改进社区的护理质量工作，使社区护理质量有效实施。

（4）参与护理人员培训计划的制订实施。

（5）指导护士规范化培训、教学等工作。

（6）及时协调护理单元与其他部门的工作细节。

（二）护理质控

1. 工作概要　负责社区护理工作的质量管理，进行资料收集和动态信息反馈。

2.工作职责

(1) 检查护理工作质量和效率，及时发现和指正存在的问题。

(2) 参与对科室护理质量、护理文件书写质量的检查。

(3) 定期对科室诊室管理、隔离消毒、急救物品等情况进行全面检查，提出书面意见。

(4) 实地调查居民对护理工作的满意度，及时反馈。

(5) 参与护士的"三基"理论及技能考核。

(6) 负责其他事务工作及临时性工作。

（三）免疫规划护士

1.工作概要 在护士长的领导下，指导科室内辖区婴幼儿、儿童、青少年、成人的疫苗接种工作，提供本专业的最新疫苗接种知识和制订的各项护理措施。

2.工作职责

(1) 承担社区中心辖区内所有居民的接种、预防保健相关的护理工作；对接种居民进行个体化的护理评估，严格无菌技术操作原则，安全注射疫苗，正确评价疫苗接种后的效果。

(2) 解决辖区居民接种的各种咨询问题，保证规范，做好疫苗接种相关资料收集、评估、记录工作。制订疫苗接种，接种后不良反应的应急预案，发生接种不良反应时要求护理抢救技术熟练，专业理论知识掌握扎实，分析接种居民的身体评估并处理。

(3) 负责辖区居民预防接种的健康教育，举办健康教育知识讲座，为辖区内居民提供专业的护理指导和咨询服务。

(4) 全面负责疫苗接种的专业知识与技能的培训和考核工作。

(5) 掌握最新的预防接种业务和技术，了解本领域的最新发展趋势，进行新业务和新技术的护理研究，不断丰富专业知识体系，持续提升护理质量。

（四）门诊协诊护士

1.工作概要 做好诊疗全过程及诊室的管理，负责诊室环境物品及患者的管理。

2.工作职责

(1) 确保诊间仪器设备性能良好，处于完好备用状态。

(2) 观察待诊患者的病情，发现病情变化提前安排就诊或转诊。

(3) 维持诊疗秩序，保证就诊环境整洁、安静。

(4) 做好健康知识科普宣教。

(5) 做好医疗用品的清洁、整理及器械的消毒工作。

（五）换药室护士

1.工作概要 完成门诊的换药工作，做好换药室的管理工作。

2.工作职责

(1) 按照无菌技术操作。

(2) 做好伤口护理知识健康教育。

(3) 严格执行消毒隔离制度，做好换药室的终末消毒工作。

(4) 做好物品器械的清点、保管工作。

（5）保持换药室整齐、清洁、有序。

（六）门诊治疗室护士

1. 工作概要　完成门诊的诊疗操作，做好科室管理。

2. 工作职责

（1）根据无菌操作准则和各种技术流程，确保门诊患者的治疗效果。

（2）注射过程做好三查七对；并且在注射过敏药物之前做好过敏试验。

（3）确保随时准备好救治药品和物资，以确保其正常运作。一旦出现注射反应，立刻进行应对并及时通知医师。

（4）答复患者的疑虑。根据药物的特性，说明注射后应注意的事项。

（5）执行对治疗室的清洁和隔离规定，确保所有治疗用品都能得到消毒和灭菌处理，并按照规定进行医疗废物的分类处理。

（6）负责医疗用品的清点保管，保持房间清洁整齐。

（7）做好采集标本的保管和送检工作。

（七）输液室护士

1. 工作概要　在护士长领导下，核对医嘱并完成就诊患者的输液治疗操作，并做好输液室的终末消毒管理和患者的健康教育工作。

2. 工作职责

（1）在确认患者的用药信息无误后，按照医师的指示配制药物并完成输液治疗。

（2）严格遵守所有操作流程，并且坚决执行核对制度。

（3）备好急救药品和必要物品，密切监测输液患者的病情变化，一旦发现输液反应或其他病情异常，应立即通知医师并及时处理。

（4）保持输液室的干净、整洁和安全。

（5）在输液过程中，要与患者保持及时的交流，并进行健康教育。

（6）执行消毒隔离程序，输液结束，清洁整理治疗盘，垃圾分类处置。

（八）抢救室护士

1. 工作概要　掌握常见病的抢救程序与急救技术操作规程，做好抢救药品、物品的管理工作，做好新入职人员的带教工作。

2. 工作职责

（1）在紧急救治阶段，迅速地抵达急救室，并做好所有的预备工作。协助医生对患者进行快速且精准的疾病评估，并持续密切关注患者的病情变化。

（2）精通各类紧急救治技巧，如心肺复苏、建立静脉通道、吸氧和吸痰等，严格遵循医嘱和护理流程对患者进行护理操作并及时准确记录所有护理信息。

（3）对患者及其家属进行急救后的健康教育和心理护理。

（4）与医生一起将重病患者送至"120"急救救护车内，同时也要与"120"急救医疗团队进行患者的交接。

（5）负责审查并补充所有的急救药品和物资，确保物资、药品齐全及设备完好无损，并且能够随时使用。

（6）执行严格的消毒隔离规定，完成抢救室的最后消毒任务，妥善处理医疗废物分类工作，并及时更新和完善相关的工作记录。

（7）加强各种急救训练和实践，提升临床急救技能和应对紧急情况的能力，并且负责指导下级护士进行护理工作。

（8）协助护士长妥善管理急救室，确保良好的救治流程。

（九）公共卫生护士

1. 工作概要　在社区中心主任的领导下开展社区护理工作、完成辖区内人群的健康管理及其资料的管理，预防传染病的发生与流行。

2. 工作职责

（1）深入社区，收集和分析居民的健康状况、生活习惯、环境因素等相关信息，评估社区的健康需求和潜在风险。

（2）参与传染病的监测、报告和防控工作，负责对社区内传染病和慢性病的发病情况进行监测，及时向上级部门报告异常情况，并协助开展流行病学调查，指导家庭和社区进行一般的消毒隔离措施。

（3）依据社区健康评估结果，制订并实施健康教育计划，包括营养指导、运动建议、心理健康支持等。通过多种渠道向社区居民传播相关知识，提高居民的自我健康能力。

（4）建立和管理社区居民的健康档案，进行定期随访和健康评估，提供健康指导和干预措施，促进患者的康复和病情控制。为严重精神障碍、慢性病、特殊人群、老年患者、孕产妇和儿童提供康复及保健服务，参与社区居民的健康筛查活动，如体检、疾病普查等，对居民的健康状况进行评估和分类。

（5）参与食品安全检查和卫生监督工作，宣传食品卫生知识，防止食源性疾病的发生。为学校和托幼机构提供卫生保健指导，协助开展学生体检、传染病防控和健康教育活动。宣传和贯彻国家的公共卫生政策和法规，促进居民对公共卫生工作的理解和配合。

（6）对居家隔离、康复期患者或有特殊健康需求的家庭进行定期访视，提供护理服务和健康指导。持续监测社区居民的健康指标和疾病流行情况，运用数据分析评估公共卫生措施的效果，为改进工作提供依据。

（王静远　周　丹　李倩倩）

第四节　药学专业技术人员岗位职责

一、主任（中、西药师）职责

1. 在科主任的领导下，负责指导本科室各项业务工作。

2. 指导复杂的药剂调配和制剂，保证配发的药品质量合格及安全有效。

3. 督促检查毒、麻、精神、贵重药品的使用管理及药品检查鉴定。

4. 深入临床科室，了解用药情况，征求用药建议，介绍新药，必要时参加院内疑难病例会诊及病例的讨论。

5. 开展科学研究工作。配合临床开展新剂型、新技术。

6. 承担教学工作，指导进修生、实习生实习。做好科内各级人员的业务培训，提高工作效率。

7. 副主任药师，参照主任药师职责执行。

二、主管（中、西药师）职责

1. 在药剂科主任领导下进行工作。

2. 负责指导本科室药学人员对药品调配、制剂和加工炮制工作。

3. 负责药品检验、鉴定，保证药品质量符合药典规定。

4. 组织参加科学研究和技术革新，配合临床研究制作新药及中草药的提纯，了解使用效果，征求意见，改进剂型，提高疗效。

5. 检查毒、麻、限剧、贵重药品和其他药品的使用、管理情况，发现问题及时处理。

6. 组织本科室技术人员的业务学习。

三、药剂师（中、西药师）职责

1. 在药剂科主任领导和主管药师指导下进行工作。

2. 负责指导复杂的药剂调配和制剂工作。认真执行各项规章制度和技术操作流程，严防差错事故。

3. 负责药品检验鉴定和药检仪器的使用保养，保证药品质量符合药典规定。

4. 参加科学研究和技术革新，配合临床研究制作新药及中草药提纯，了解使用效果，征求意见，改进剂型，并经常向各个科室介绍新药知识。

5. 检查毒、麻、限剧、贵重药品和其他药品的使用情况、管理情况，发现问题及时研究处理，并向上级报告。

6. 指导药剂士、调剂员的业务学习和工作。

四、药剂士（中、西药剂士）职责

1. 在药剂师的指导下进行工作。

2. 按照分工，负责药品的预算、请领、分发、保管、采购、报销、回收、下送、登记、统计和药品制剂与处方调配等工作。

3. 主动深入科室，征求意见，不断改进药品供应工作，检查科室药品的使用、管理情况，发现问题及时研究处理，并向上级报告。

4. 担负药剂员的业务学习和技术指导。

5. 认真执行各项规章制度和技术操作规程，严格管理毒、麻、限剧、贵重药品，严防差错事故。

6. 经常检查和校正冰箱等设备的使用，保持性能良好。

（顾　枫　郁晓曼）

第五节　医技人员岗位职责

一、B超室工作人员岗位职责

B超医师利用B超设备进行人体各部位的检查和诊断，帮助医生确定患者的病情和诊断结果，为进一步治疗提供准确的诊断依据。

1.严格遵守医疗操作规范和医院的各项规章制度，确保工作的准确性和安全性。

2.熟练掌握B超设备的操作技能，负责设备的日常维护和保养，确保设备处于良好的工作状态。

3.热情接待患者，认真核对患者信息，为患者提供优质的服务。

4.根据临床需求，对患者进行准确、细致的超声检查，获取清晰、可靠的图像和数据。

5.准确记录检查结果，包括图像、测量数据等，并及时出具规范的B超报告。

6.对疑难病例或特殊情况及时与上级医师沟通，共同商讨诊断和处理意见。

7.协助临床医师解答有关超声检查的疑问，为临床诊断和治疗提供有力支持。

8.参与科室的业务学习和培训活动，不断提升自身的专业技术水平和业务能力。

9.严格遵守医疗保密制度，保护患者隐私。

10.保持工作环境的整洁和卫生，做好科室的日常管理工作。

二、放射科工作人员岗位职责

放射科医师利用各种成像技术，例如DR、CT、MRI等，来诊断人体组织或器官所出现的各种问题。在现代医学技术中，放射技术是不可或缺的一部分，在疾病的早期发现和治疗方案的制订上有着举足轻重的作用。

1.熟练掌握各类放射设备的操作技能，严格按照操作规程进行操作。

2.对患者进行详细的病史询问和体格检查，确定适宜的放射检查项目。

3.进行放射学检查，负责对患者进行X线、CT、MRI等放射学检查，确保图像质量清晰准确。

4.诊断图像分析，负责对患者的放射学图像进行分析和诊断，发现异常情况及时报告给医生。

5.熟练掌握放射专业各类诊疗技术，保证设备正常运行并进行日常维护和保养，做好防护工作，严防差错事故。

6.参与临床病例讨论，为治疗方案提供放射学方面的专业意见。

7.做好放射防护工作，确保患者和自身安全。

8.不断学习和掌握新的放射技术和知识，提升专业素养。

三、康复科工作人员岗位职责

在医疗体系中，康复科是一个至关重要的部门，而康复科工作人员则承担着各自独特而又关键的职责，共同致力于患者的康复与健康恢复。

1.康复医师作为团队的核心决策者，需要对前来就诊的患者进行细致且全面的功能评估，深入了解患者的病情、身体状况、康复需求和潜在障碍。制订具有针对性和个体化的康复治疗方案，确保方案科学合理且符合患者实际情况。

2.运用专业的康复技术和手法，为患者进行康复训练和治疗。过程中密切观察患者的康复进展，根据实际情况及时、灵活地调整治疗计划，以保障康复效果达到最佳。

3.积极与其他科室进行沟通协作，共同解决患者可能面临的复杂问题，确保患者得到全方位、多学科的康复支持。

4.康复医师还承担着指导和培训康复治疗师的重要职责，以提升整个团队的专业水平和服务质量。

四、检验科工作人员岗位职责

检验科是医院中不可或缺的部门之一，主要负责医学检验工作。作为检验科工作人员，需要承担一系列的职责，既是医疗保障的重要环节，也是保障患者健康的责任所在。

（一）样本采集与处理

1.**样本收集**　负责对患者生物样本（如血液、尿液、组织等）进行准确、规范地采集工作。确保样本的完整性和可靠性，以提供准确的实验结果。

2.**样本处理**　进行样本的分离、保存、标识等操作，确保各类样本能够正常保存和使用，有效避免交叉污染的发生。

（二）实验室操作与分析

1.**设备维护**　包括仪器设备的定期检查和保养及故障的排除，确保设备的正常运行，以提供准确的实验结果。

2.**实验室操作**　执行各类实验操作，如临床生化分析、免疫学检测、细菌培养等。根据医嘱要求，准确、规范地进行样本的检测与分析。

3.**结果分析与报告**　对实验结果进行分析与解读，确保检验数据的准确性和可靠性。及时制作检验报告，确保医生能够快速获取结果并进行治疗。

（三）质控与质量管理

1.**质量控制**　参与实验室内的质量控制工作，包括样本质量控制、仪器校准、方法验证等。确保实验数据的准确性和可靠性。

2.**质量管理体系**　执行实验室的质量管理规范，包括相关标准的遵守、质量控制文件的编制和实施，以确保实验室工作符合相关法规和要求。

（四）沟通协调与团队合作

1.**患者沟通**　与患者进行有效的沟通和交流，解答患者对检验过程的疑问，提供专业的服务和支持。

2.**医患协作**　与医生和其他医疗团队成员密切合作，了解临床需求，提供及时有效的检验服务，共同制订诊疗方案。

（五）安全与危机处理

1.**实验室安全**　执行实验室的安全管理措施，包括操作规程、防护设施的使用、废弃物处理等，确保实验室工作环境的安全与卫生。

2. **应急处置**　制订实验室突发情况的应急预案，在实验室发生突发事件时，能够及时判断和处理，采取有效措施保障人员安全和设备完善。

（六）继续教育与学术研究

1. **继续教育**　不断提升自身专业知识与技能，参与各类学术交流和培训活动，保持专业的前沿性和更新性。

2. **学术研究**　参与科学研究项目，开展实验室相关的学术研究工作，为医学科学的发展作出贡献。

五、心电图科工作人员岗位职责

心电图科工作是医疗领域中的一项重要工作，负责通过心电图设备采集、分析和解读患者心电信号，为医生提供准确的心脏疾病诊断和评估。

（一）心电图信号采集

1. 按照医疗规范操作心电图设备，准确为患者采集心电图信号。

2. 确保设备的正常运行和维护，包括清洁、校准等。

3. 制订心电图检查计划，安排患者的检查时间和顺序。

4. 协助患者正确佩戴心电图监护仪，记录相关信息。

（二）心电图信号分析

1. 根据医生的指示，对采集到的心电图信号进行分析和解读，生成相应的心电图报告。

2. 判读心电图波形的形态、时间和频率特征。

3. 识别和评估心脏疾病的各种异常和变化，如心律失常、心肌缺血等。

4. 提供可靠的分析结果，为医生制订诊断和治疗方案提供依据。

（三）心电监护和处理

1. 对需要的患者进行心电监护，实时观察和记录心电变化。

2. 根据医生的要求，实时处理心电监护数据，快速发现异常情况，并及时解决。

3. 审核和整理监护数据，提供监护报告，供医生参考。

（四）文档和记录管理

1. 根据规定，记录和管理患者的心电图检查和监护过程。

2. 编制和整理心电图报告、心电监护报告等相关文档。

3. 维护和管理心电图资料的存档，确保数据的安全和完整性。

（五）协作与交流

1. 与医生密切合作，及时了解工作任务和要求。

2. 与其他科室进行有效的协作，确保心电图检查与其他检查和治疗计划的顺利进行。

3. 及时向领导和团队成员汇报工作进展和问题。

（六）远程心电

1. 按照医共体内远程心电检查申请和报告流程开展工作。

2. 远程报告诊断前应核实受检者信息，了解病情，出报告时由专业医师及时准确报告检查结果。

3.严格执行医疗仪器设备管理制度，遵守操作规程，定期监测和按时维护相关仪器、设备。

（邱馨漪　宋庆娜　张嫣然）

第六节　管理人员岗位职责

社区卫生服务中心管理人员是社区卫生服务工作的组织者和领导者，其主要职责是确保社区卫生服务工作的正常开展，提高服务质量，满足社区居民的健康需求。

1.制定并实施管理策略　管理人员负责制订社区卫生服务中心的整体发展规划和管理策略，包括人员配置、资源配置、工作流程设计等。他们要确保这些策略符合相关政策法规，并能够满足社区居民的需求。

2.监督服务质量　管理人员需要定期检查社区卫生服务的质量，包括医疗服务、健康教育、预防保健等方面。他们要确保服务流程规范、服务态度友好，并及时处理居民的投诉和建议。

3.管理和培训团队　管理人员负责组建和管理一支高效的医疗团队，包括医生、护士、公共卫生人员等。他们要确保团队成员具备相应的专业知识和操作技能，并提供必要的培训和发展机会。

4.管理财务和分配资源　管理人员需要负责社区卫生服务中心的财务管理和资源分配。他们要确保资金使用合理、资源充足，并定期进行财务审计和绩效评估。

5.应对突发事件　管理人员需要具备应对突发事件的能力，如疫情暴发、自然灾害等。他们要制订应急预案，组织团队成员进行演练，确保在紧急情况下能够迅速响应并采取有效措施。

（代月光）

第8章 <<
整合型社区卫生服务常见操作技术

第一节 概　　述

社区卫生服务机构操作技术是体现医疗机构技术水平的重要环节，本章根据整合型社区服务要求，结合国家社区基本公共卫生服务规范，将社区医疗卫生服务机构常见操作技术分保健技术和常用护理技术分别阐述。

整合型社区卫生服务常见保健技术包括按摩、拔罐、刮痧、耳穴压丸、中药塌渍、体质养生等养生保健技术。

整合型社区卫生服务常用护理技术章节详细讲解手卫生指导与无菌技术、清洁与舒适护理技术、营养与排泄护理技术、气道护理技术、常用监测技术、给药治疗护理技术及急救技术。

（林　辉）

第二节　保　健　技　术

一、小儿推拿

小儿推拿是在人体一定部位和穴位上，以阴阳五行、脏腑经络等学说为指导，在中医整体观念和辨证论治的理论基础上，通过熟练的手法操作使气血流通、营卫调和，增强机体脏腑功能，又称小儿按摩。小儿推拿发展至今，已有数千年的历史，在小儿疾病的治疗和保健中具有独特优势。

（一）概述

1.小儿推拿的禁忌证

（1）局部皮肤破损、皮肤病，有严重的湿疹或者是有疮疡、疖子、疥痒。

（2）血液病，如血小板功能障碍或血友病。

（3）肿瘤、骨折部位。

2.小儿推拿注意事项

（1）清淡饮食，无论咳嗽还是便秘、腹泻、厌食，都不适合治疗以后过多摄入油腻、高蛋白、高热量的食物。

（2）避免进食寒凉、生冷饮食，以免加重病情，影响疗效。

（二）适应证

小儿推拿应用范围比较广。

1. **消化系统**　便秘、腹泻、积食、腹痛、呕吐、腹胀等。

2. **呼吸系统**　感冒、咳嗽、发热、流涕、哮喘等。

3. **其他疾病**　夜啼、遗尿等。

4. **预防保健**　增强体质、促进正常生长发育、益智健脑、眼部保健。

二、中医体质辨识

中医体质根据《中医体质分类与判定标准》分为9类，其中最为健康的体质是平和质，其他8种偏颇体质包括气虚质、阴虚质、阳虚质、痰湿质、湿热质、血瘀质、气郁质及容易过敏的特禀质。

中医体质受先天、饮食、情志、地域和社会及疾病等因素的影响，可能发生变化。因此，中医体质辨识需要动态进行，及时调整和改善体质。

（一）平和质——较正常

1. **体质特征**　平和质属于几种体质人群中最为健康的，其人面色红润，体态匀称，气血阴阳调和，精力充沛。多饮食正常、大小便通畅；平时很少患病，不易疲乏，有很好的自我调节能力；且性格开朗，对外界环境适应能力强。

2. **养生调养注意事项**　平和体质的人在养生上应该保持"中庸之道"，饮食没有特殊禁忌，不宜长期食用偏凉或偏热等有偏性的食物。不宜药补，不吃或少吃冬季"流行"的膏方，饮食上注意"四不"（不过饱、不过饥、不过热、不过冷），多吃五谷杂粮、蔬菜瓜果。坚持规律作息，保证充足睡眠，注意劳逸结合。

3. **养生调养方剂——调和脾胃汤**

（1）配料：山药10g，芡实5g，陈皮1小块，扁豆10g，生姜2片，蜜枣2个，瘦肉100g。

（2）功效：山药健脾补气，芡实、扁豆健脾祛湿，陈皮行气开胃，姜枣调和气血。全方具有健脾和胃的功效。

（二）气虚质——常无力

1. **体质特征**　气虚质因脏腑功能状态低下以气短懒言、自汗、精神疲乏、气息低弱等为主要表现，多性格内向。气虚质人群抵抗力较差，不耐寒邪、风邪、暑邪，体质弱，平时易感冒，内脏易下垂，病后康复慢。

2. **养生调养注意事项**　气虚质人群平时要注意补中、益气、培元，平时可按摩足三里穴。日常可以多做八段锦、五禽戏等舒缓的运动。可适当多吃糯米、小米、莲子、鸡肉、牛肉等食物。应少吃薄荷、胡椒、大蒜、茶叶及烟酒等辛辣刺激性食物。

3. **养生调养方剂——益气补虚汤**

（1）配料：五指毛桃15g，党参5g，生姜2片，蜜枣2个，乌鸡100g。

（2）功效：五指毛桃补气祛湿，党参补气养血，姜枣调和气血，乌鸡温阳补血。全方具有益气补虚的功效。

（三）阳虚质——最怕冷

1. 体质特征　阳虚体质人面色淡白，形体白胖，肌肉松软，性格多内向。平时喜暖怕凉，上腹部、颈背部或腰膝部尤其怕冷。这类人群喜食热饮，容易出现大便稀溏、小便颜色清而量少。

2. 养生调养注意事项　阳虚质平时应注意保养阳气，温阳祛寒。可艾灸足三里、关元穴或按摩涌泉穴。多注意保暖，尤其是腹部、背部和足底。气候温暖的春天和夏天里要注意补气，尽量不要长时间待在空调房。锻炼也要以舒缓为主，避免大汗伤阳。可适当多吃温性食物如羊肉、荔枝等。少吃生冷、苦寒、黏腻的食物如梨、西瓜等。

3. 养生调养方剂——温阳补肾汤

（1）配料：巴戟 5g，杜仲 5g，枸杞子 3～5 粒，核桃 10g，栗子 2 个，生姜 2 片，鸡肉 100g。

（2）功效：巴戟、杜仲温补肾阳，核桃补肾填精，栗子健脾补肾，生姜散寒祛湿，枸杞滋阴助阳，鸡肉温补气血。全方具有温阳补肾的功效。

（四）阴虚质——最怕热

1. 体质特征　阴虚质大多体形瘦长，口燥咽干、手足心热舌质偏红、苔少。常感手心发热，面颊烘热潮红，皮肤偏干，多有潮热盗汗表现。阴虚质耐冬不耐夏，不耐热邪、燥邪，易失眠。

2. 养生调养注意事项　阴虚质平时要注意养阴润燥，可自行按摩内劳宫、历兑穴等。阴虚生内热，阳虚生外寒。阴虚质在饮食上和阳虚质相反，可以适当多吃绿豆、黑木耳等甘凉滋润的食物，少吃或不吃辛辣温燥的食物。

平时应遵循"恬淡虚无、精神内守"的原则，可以多听一些舒缓的音乐，宁静内心。

3. 养生调养方剂——滋阴益气汤

（1）配料：百合 10g，沙参 5g，玉竹 5g，生姜 2 片，蜜枣 2 个，老鸭 100g（去油）。

（2）功效：百合养阴润肺，沙参补气养阴，玉竹养胃阴，姜枣调和气血，老鸭滋阴清火。全方具有益气滋阴的功效。

（五）痰湿质——易肥胖

1. 体质特征　痰湿质体型肥胖，尤其是腹部，大多腹部肥满松软，易出汗，面部容易出油，嘴里常感黏腻、多痰，舌苔较厚。性格偏温和，不适应梅雨季节及潮湿环境，易患湿证、消渴、中风等。

2. 养生调养注意事项　痰湿质要多注意化痰祛湿，平时可自行按摩或艾灸神阙、关元、中脘、天枢、足三里。饮食上以清淡为主，可以适当多吃健脾利湿、化痰祛湿的食物，如海带、茯苓、赤小豆、荷叶等，平时也可以喝赤小豆芡实薏苡仁茶，少吃肥肉及甜、黏、油腻食物。

痰湿质的人要多待在干燥温暖的地方，阴雨天气时减少外出，避免湿邪侵袭。平时要坚持锻炼。

3. 养生调养方剂——祛湿化痰汤

（1）配料：赤小豆 15g，冬瓜 100g，薏苡仁 10g，陈皮 1 小块，生姜 2 片，蜜枣 2 个，瘦肉 100g。

（2）功效：赤小豆清热祛湿，冬瓜利尿祛湿，薏米健脾祛湿，陈皮行气燥湿，姜枣调和气血。全方具有祛湿化痰的功效。

（六）湿热质——爱出油

1.**体质特征**　湿热质体形中等偏胖，面部尤其是鼻头总是油光发亮，且容易长粉刺，常感到口干口苦，苔黄腻，且女性常带下量多。湿热质的人大多性格急躁易怒，难适应湿气重或是气温较高的环境。

2.**养生调养注意事项**　湿热质应注意清热化湿，可多按摩阴陵泉、曲池及支沟。饮食上宜以清淡为主，可多吃茯苓等淡渗利湿的食物，平时可以用生姜皮或是冬瓜皮泡水喝。可适当多吃薏苡仁、莲子、苦瓜等清利湿热的食物。应少吃辣椒、大蒜、大葱、鹿肉等辛辣温补类食物。

3.**养生调养方剂——利湿消脂汤**

（1）配料：土茯苓 10g，荷叶 5g，陈皮 1 小块，瘦肉 100g，生姜 2 片，蜜枣 2 个。

（2）功效：土茯苓清热祛湿，荷叶清暑祛湿，陈皮行气开胃，姜枣调和气血。全方具有清热利湿、消脂减肥的功效。

（七）血瘀质——易健忘

1.**体质特征**　血瘀质人群多面色晦暗、肤色常沉着，舌有瘀点或片状瘀斑、皮肤比较粗糙，易瘀青。多性格内郁、易忘事，不耐受风邪、寒邪，易患消渴、中风等。

2.**养生调养注意事项**　血瘀质要注意活血化瘀，可按摩气海、膈俞、血海等穴位。饮食上，可适当多吃一些活血的食物，如温通活血的香菜、红花或是清凉活血的黑木耳、茄子等，山楂、醋、玫瑰花、金橘也可以适当多吃，但要少食肥肉。

对于血瘀质的人，运动是最简便、最便宜的调体方法，平时可以多做一些有益于气血运行的运动，比如易筋经、五禽戏等。

3.**养生调养方剂——活血化瘀汤**

（1）配料：川芎 5g，田七 5g，山楂 2 小片，黑豆 10g，瘦肉 100g，生姜 2 片，蜜枣 2 个。

（2）功效：川芎行气活血，田七、山楂活血化瘀，黑豆养血补肾，姜枣调和气血。全方具有活血化瘀的功效。

（八）气郁质——爱失眠

1.**体质特征**　气郁质人群大多体形偏瘦，平时多忧郁面貌，神情多闷闷不乐，容易紧张焦虑，容易感到胸闷或乳房胀痛，喜欢叹气，敏感多虑、多愁善感，不喜欢阴雨天。

2.**养生调养注意事项**　气郁质人群平时要注意疏肝理气，可艾灸肩井、膻中、期门、三阴交、太冲、行间等，或是按摩敲打肝经和胆经。平时可以多参加户外活动，有意识地去培养豁达乐观的心态；日常运动也可以多以户外运动为主，如爬山等。

可适当多吃橙子、韭菜、茴香等食物。石榴、乌梅、咖啡、浓茶等酸涩收敛食物应少吃。

3.**养生调养方剂——疏肝解郁汤**

（1）配料：黄花菜 5g，陈皮 1 小片，佛手 2g，海带 5g，生姜 2 片，蜜枣 2 个，排骨 100g。

（2）功效：疏肝理气解郁，黄花菜行气解郁，佛手、陈皮疏肝理气，海带软坚散结，姜枣调和气血。

（九）特禀质——易过敏

1.**体质特征**　先天禀赋不足、遗传等因素导致以鼻塞、打喷嚏、流涕、皮肤易有抓痕

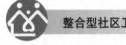

等为过敏反应主要特征的体质是特禀质。特禀质人群大多适应能力较差，平时易对季节、药物等过敏。

2. **养生调养注意事项** 特禀质平日宜清淡饮食，不宜食用腥膻发物，根据自身情况远离过敏源。可适当多吃山药、栗子等食物。不吃或少吃香椿、虾蟹等发物。

3. **养生调养方剂——扶正固本汤**

（1）配料：大枣 10g，党参 5g，山药 10g，白术 3g，生姜 2 片，枸杞子 3～5 粒，瘦肉 100g。

（2）功效：扶正固本、调和阴阳。方中党参、白术健脾益气，山药平补肺脾肾之气阴，枸杞子滋阴助阳，姜枣调和气血。

三、艾灸

艾灸是在病变部位或穴位以艾绒为原料，通过温热刺激，起到治疗效果的外治方法，其简单有效、操作性强。

（一）艾灸的种类及方法

艾灸分为直接灸和隔物灸，根据其操作方式的不同，又可以细分为艾炷灸、艾条灸、温针灸等，最常用的是艾条灸。

（二）艾灸的作用

艾灸疗法以"灸"为法，以"艾叶"为材料，借助腧穴的作用，将温经散寒、行气通络等治疗作用沿经脉传至身体各处，并发挥调整脏腑阴阳的作用。

（三）艾灸时间

1. 尽量选择白天进行艾灸，最好是临近中午的这段时间，是人体阳气最旺盛的时候，艾灸更有利于补益阳气、扶正祛邪。这个时间段早餐基本消化，脾胃负担轻，艾灸调理脾胃效果更佳。

2. 尽量不要在晚上艾灸，避免热扰心神，影响睡眠。

3. 艾灸时间不宜过长，不是灸得越久越好，每次灸 20～30 分钟即可，每天灸 1 次。

（四）艾灸的禁忌证与注意事项

1. **禁忌证与人群** 热性疾病或热性体质者及阴虚体质者一般不宜艾灸；不宜艾灸极度虚弱者。

2. **注意事项**

（1）艾灸时谨防烫伤；艾灸后注意避风保暖，避免进食生冷油腻食物，灸后不宜马上洗澡（一般 4～6 小时后洗澡较为适宜）。

（2）艾灸过程中若出现晕灸，应该立即停止艾灸，静卧，其间可饮用温开水或热茶。

（五）艾灸后注意引火下行

1. 艾灸后建议多喝温开水，平时容易上火的人建议艾灸后喝一杯淡盐水或菊花茶引火下行。

2. 艾灸后饮食宜清淡，避免辣椒、烧烤等辛辣、肥腻的食物。

3. 艾灸后可以用艾叶泡脚，促进血液循环，缓解艾灸导致的上火。

（六）适宜艾灸的穴位及艾灸方法

1. 神阙穴

（1）定位：位于脐中央。

（2）艾灸方法：在穴位上方悬灸 10 ～ 15 分钟，每天 1 ～ 2 次，可与气海穴同时灸。

2. 气海穴

（1）定位：脐下 1.5 寸，位于脐和关元穴中点。

（2）艾灸方法：在穴位上方悬灸 10 ～ 15 分钟，每天 1 ～ 2 次，可与神阙穴同时灸。

（3）艾盒灸：神阙穴与气海穴搭配用双孔艾灸盒灸 20 ～ 30 分钟，可达到固本培元、扶正益气的效果。

3. 足三里穴　足三里穴是补虚要穴，属足阳明胃经穴，阳明经多气多血。

（1）定位：位于小腿外侧，犊鼻（膝眼）下 3 寸。

（2）艾灸方法：离皮肤 2 ～ 3cm 艾条悬灸 15 ～ 20 分钟。

（3）艾盒灸：将灸盒固定在双侧足三里穴上灸 20 ～ 30 分钟。

4. 大椎穴　大椎为"阳中之阳"，属督脉，统帅全身之阳气，为诸阳之会穴。

（1）定位：位于第 7 颈椎棘突下凹陷处。

（2）艾灸方法：艾条悬灸，取坐位或俯卧位，距离皮肤 2 ～ 3cm，灸 15 ～ 20 分钟。

（3）艾盒灸：尽量取俯卧位，将灸盒固定在大椎穴上灸 20 ～ 30 分钟。

四、拔罐

用适宜的罐具在人体皮肤、腧穴及病变部位施术，打开皮肤毛孔，通过经络传导，刺激五脏六腑，排出阻滞体内病邪称为拔罐疗法。

拔罐疗法有活血止痛的作用，可用于头痛、风湿疼痛、腹痛、腰肌劳损、肩周炎等疼痛性疾病。

（一）拔罐疗法的痧症反应

拔罐操作简单，拔罐之后会留下罐印，且颜色深浅不同，罐印反映身体健康状态。

1. 没有罐印或起罐后罐印消失，提示身体健康或病情尚轻。

2. 罐印紫黑，提示瘀血或受寒。

3. 罐印区有水，提示寒湿较重。

（二）拔罐的注意事项

1. 皮肤溃烂部位、糖尿病、心脏病和出血性疾病不宜拔罐。

2. 拔罐后不宜立即洗澡。

五、刮痧

刮痧是在体表特定部位用刮痧器具，蘸取介质后，刮动、摩擦皮肤局部"出痧"，刮痧有活血止痛、清热解毒、行气健脾的作用。

（一）刮痧用具

包括刮痧板和刮痧油。

（二）刮痧的补泻手法

1. 补刮法　按压力小，作用表浅，速度慢，用于老年人、体弱、久病、重病的虚证患者。

2. 泻刮法　按压力大，作用深透，速度快，能疏泄病邪，用于年轻、体质壮实、新病、急病的实证患者。

3. 平补平刮法　也称平刮法，刮痧板按压力度适中、移动速度不快不慢。多用于保健刮痧。

（三）常用的刮痧部位

1. 头部　活血通络，消除疲劳，促进头部血液循环，改善脑供血，给人一种放松的感觉。对于头皮紧，伴有头痛的人，能够改善头皮局部的血液循环。

2. 颈肩部　祛风通络、活血化瘀的作用，可改善肩颈酸痛僵硬，对头目、咽喉等部位的病症，也有治疗作用。

3. 背部　可以起到调节阴阳、调理脏腑、舒筋通络和壮腰健肾的作用，加强机体卫外功能及祛除体内湿气。还可以增加身体自身免疫力，改善身体肺腑功能。

（四）刮痧注意事项及禁忌证

1. 皮肤溃烂部位、皮肤病患者禁刮；水肿、糖尿病、心脏病和出血性疾病忌刮痧。

2. 虚弱患者刮痧手法宜轻柔。

3. 孕妇及婴幼儿慎刮痧。

4. 刮痧后不宜立即洗澡。

六、耳穴压丸

耳穴疗法是针灸学的重要组成部分之一，是在耳廓穴位上应用针刺、艾灸、压籽、点刺放血、温熨、按摩或其他物理方法，从而达到治疗疾病目的的一种方法。耳穴压丸法又称"耳压法""耳穴贴压法""耳穴压豆法"。是把光滑的圆形压丸用胶布或膏药粘贴在耳穴表面，并配合以按揉的一种治疗方法。耳穴压丸法有适用范围广泛、简便易行、奏效快速、费用低廉、安全无副作用等特点。压丸的材料常用王不留行籽、白芥子、决明子等。

（一）耳穴压丸的具体操作方法

根据疾病选取耳穴，75% 乙醇消毒耳穴后，将压丸胶布贴至正确穴位，按压感酸麻胀痛，持续 1 分钟左右，每天按 2 ～ 3 次，压丸胶布保留 2 ～ 3 天。

（二）注意事项

1. 贴压耳穴应注意防水，以免脱落。

2. 夏天易出汗，贴压耳穴时间不宜过长，以防胶布潮湿感染皮肤。

3. 耳廓皮肤破损、感染、外耳患有炎症不宜贴耳穴。

4. 严重心脏病、严重器质性疾病、贫血者、习惯性流产史、孕妇及极度疲劳者，忌耳穴贴压。

5. 胶布过敏者宜立即取下，改用脱敏胶布。

七、中药塌渍

中药塌渍是将塌法和渍法相结合，塌法以中药煎汤后将敷布浸透，后敷于患处；将患处浸泡在药液中为渍法。中药塌渍疗法可用于治疗疔肿，跌扑损伤，乳痈，丹毒，蜂蝎蜇毒，蛇虫咬伤等。

孕妇、婴幼儿、皮肤破溃、皮损或感染者禁用。

（一）操作方法

1. 将用物携至床旁、查对，告知操作目的及注意事项。

2. 取适宜体位，充分暴露治疗部位，注意保暖。

3. 遵医嘱确定塌渍部位，药液温度适宜（40～42℃）。将无菌敷布在药液内浸泡后拧干，包裹在治疗部位30～60分钟。

（二）护理及注意事项

1. 室内温湿度适宜，注意保护患者隐私，必要时用屏风遮挡。

2. 严格根据医嘱调配，温度适宜，一般在38～40℃，注意消毒。

（刘永芳　陆连芳　王　伟）

第三节　常用护理技术

一、手卫生指导与无菌技术

（一）七步洗手法

1. 评估环境　环境清洁。

2. 操作前准备

（1）护士准备：着装整齐，指甲平整。

（2）用物准备：洗手液、擦手纸。

3. 操作过程

（1）解衣袖，或卷起袖口。

（2）打开水龙头，用流动水湿润双手。取用适量洗手液。

（3）掌心相对，手指并拢，相互搓擦。

（4）掌心对手背，沿指缝相互搓擦，并两手交换进行。

（5）掌心相对，双手交叉，沿指缝相互搓擦。

（6）一手手指弯曲，将指关节放在另一手掌心，旋转搓擦，并双手交换进行。

（7）一手握住另一手拇指，旋转搓擦，双手交换进行。

（8）一手五指尖并拢放在另一掌心内旋转揉搓，双手交换进行。

（9）必要时增加手腕及腕上10cm搓擦，双手交换进行。

（10）双手在流动水下清洗。

（11）关闭水龙头。

（12）用擦手纸或小毛巾擦干双手。

4. 注意事项

（1）彻底清洁手指的甲缝、尖端及关节等容易受到污染的部位。

（2）手部不应佩戴任何戒指或其他装饰品。

（3）在擦干双手时，可选用一次性纸巾或干净的小毛巾。

（4）在手部未被患者的血液、体液等明显污染的情况下，可以选择使用速干手消液对双手进行清洁。

（二）无菌技术

1. 无菌持物钳的使用方法

（1）评估：评估操作环境是否符合要求。

（2）操作前准备

1）护士准备：着装整洁，洗手戴口罩。

2）环境准备：有宽阔的操作台。

3）用物准备：无菌钳包1个（内有持物钳1把，持物钳罐1个）。

（3）操作过程

1）检查无菌包是否有损坏、潮湿，消毒标签和指示卡是否变色或者过期。

2）打开无菌钳包，将持物钳罐取出放在治疗台面上，在灭菌指示胶带上标明打开的时间。

3）用左手打开持物钳罐的盖子，右手握住持物钳的1/3部分，钳端闭合向下，不要接触到容器的边缘，垂直取出，最后关闭容器的盖子。

4）在操作过程中，确保钳子的尖端朝下，并在腰部以上的视线区域内进行活动。

5）用完后，紧闭钳口，打开容器的盖子，迅速垂直地放回到容器里，并松开轴节。

（4）注意事项

1）无菌持物钳不能取用未经消毒的物品，也不可夹取油纱布。

2）在取用远处物品时，应将其和容器一同移动到物品旁边。

3）使用无菌钳时，应该保持高于腰部的位置。

4）开包后的无菌钳和器械罐，应4小时更换。

5）无菌持物钳出现污染或疑似污染，则不能使用需要进行再次消毒。

2. 戴无菌手套法

（1）评估：操作环境宽敞明亮。

（2）操作前准备

1）护士准备：衣帽整洁，洗手戴口罩。

2）物品准备：灭菌手套、手消液。

（3）操作过程

1）检查无菌手套号码（适应操作者尺寸）、灭菌日期，外包装是否有破损。

2）取下手表。

3）打开灭菌手套外包装，取出内包装。

4）一手或双手分别捏住手套的反折处，取出手套。将手套五指对齐，先戴一只手，再将戴好手套的手指插入另一只手套的反折处，同法戴好第二只手套。

5）双手对齐，调整手套的位置，把手套的翻边固定在工作服的袖口外。

6）脱掉手套时，一手捏住另一只手手套的腕部外面翻转脱下，脱至手指后衬以手套同时捏住另一只手手套腕部外面，将其再下翻脱下。

7）把使用过的手套丢入黄色垃圾袋，按照医疗废物进行处理。

（4）注意事项

1）严格遵守无菌操作规范。

2）剪平手指甲，避免刺穿手套。选择适合手掌尺寸的手套。

3）手套佩戴完毕后，应确保双手处于腰部或操作台面视线所能覆盖的水平位置。如果有任何破损或疑似污染的情况出现，应立刻进行更换。

4）脱手套时，应反转脱下，避免强拉。

3. 取用无菌溶液法

（1）评估：评估操作环境整洁。

（2）操作前准备

1）护士准备：仪态端庄，洗手，戴口罩。

2）物品准备：无菌持物钳、无菌容器、无菌溶液、无菌棉签、纱布、消毒剂、弯盘、无菌治疗巾。

（3）操作过程

1）对所采用的无菌溶液进行核查和校验。

2）清洁无菌瓶身，核对药名、剂量、浓度和有效期等，检查瓶口有无松动，无菌瓶有无裂痕，液体有无絮状物、沉淀、变色、浑浊等现象。

3）从无菌容器中取出治疗碗，用手托其底部放在操作台上，弯盘置于操作台一角。

4）打开无菌溶液瓶盖，消毒瓶塞及手指，使用拇指、示指或双手拇指掀起瓶塞并拉出，标签朝上，旋转式倒出少量溶液冲洗瓶口至弯盘内，后根据需要倒出适量溶液至治疗碗内。

5）完成后，紧固瓶塞，然后对其进行消毒并翻好瓶塞。

6）注明开瓶日期和时间，已经打开的溶液有效使用时间为 24 小时。

（4）注意事项

1）严格遵守无菌操作规范，不能跨越无菌区域。

2）请勿将物品放入无菌瓶中以获取溶液，倾倒时不应直接碰触无菌溶液的瓶口。已经倾倒出来的溶液不能再次倒入瓶内，以免污染瓶内液体。

3）在 24 小时内，已经打开的溶液瓶中的溶液仍然有效。

4. 无菌容器使用法

（1）评估：评估操作环境安全。

（2）操作前准备

1）护士准备：着装整洁，洗手，戴口罩。

2）物品准备：无菌器械盒、无菌罐等。无菌容器内装有消毒设备和纱布等。

（3）操作过程

1）核实无菌容器的标识和消毒时间。

2）打开容器盖，将容器盖内面朝上放置，或者持在手中。

3）使用无菌持物钳夹取无菌物品，避免触碰无菌容器内面，不跨越无菌区。

4）使用后立即盖严容器，手不触摸容器内部和边缘。

（4）注意事项

1）在使用无菌容器时，不能触及容器内部和边缘。

2）一旦无菌容器启用，需要记录启用的日期和时间，有效使用期限为 24 小时。

3）物品一旦取出，不可再放回容器内。

5. 铺无菌盘法

（1）评估：评估周围环境宽敞、整洁。

（2）操作前准备

1）护士准备：着装整洁，洗手，戴口罩。

2）环境准备：符合无菌操作要求，操作台清洁、干燥、平坦，物品分布合理。

3）物品准备：治疗盘、灭菌包、灭菌物品、无菌持物钳等。

（3）操作过程

1）使用纱布擦拭治疗盘。

2）核实无菌包的标识，检查是否有损坏，消毒指示带和指示卡是否发生颜色变化，以及灭菌包的有效期。

3）打开无菌包，用持物钳取出一块治疗巾放入治疗盘内。

4）轻轻打开治疗巾两角，双折后铺于治疗盘上，将治疗巾上层呈扇形折叠，开口朝外。

5）依次放入无菌物品。

6）将治疗巾上层展开盖在无菌物品上，边缘对齐，开口处向上反折两次，再将两侧边缘各向下反折一次，使铺好的无菌物品小于治疗盘的边缘。

7）记录铺设的日期和时间。

（4）注意事项

1）严格无菌操作原则。

2）非无菌面勿接触无菌面，勿横跨无菌区。

3）无菌区域和治疗盘必须保持清洁干燥。

4）标明铺设无菌盘的日期和时间，无菌盘使用的有效期限为 4 小时。

二、清洁与舒适护理技术

（一）口腔护理

1. 评估观察要点

（1）评估患者的疾病状况、意识水平和协作能力。

（2）检查患者的口唇、口腔黏膜、牙龈、舌苔是否正常，口腔内是否有异味，是否有牙齿松动或义齿活动。

（3）评估患者对保持口腔卫生的认识，了解患者的生活习性，向患者讲明操作方法及目的。

2.操作前准备

（1）护士准备：着装整洁，洗手，戴口罩。

（2）用物准备：一次性镊子、治疗碗 2 个（一个放漱口液，另一个放浸湿的无菌棉球）、弯盘、止血钳、压舌器、吸管、纱布、棉签、凡士林、治疗巾，必要时备开口器、舌夹。

（3）治疗盘外备：手电筒、吸痰器等。常用漱口液（如生理盐水、呋喃西林溶液、甲硝唑溶液）。

3.操作过程

（1）携用物至床旁，核对床号姓名。

（2）帮助患者取侧卧或仰卧位，头偏一边，面向操作者。

（3）患者下颌铺治疗巾，弯盘放于口角旁。

（4）协助清醒患者用吸管漱口，用纱布擦拭口唇和面颊。

（5）嘱患者开口，一手持电筒，另一手持压舌板评估口腔内情况。

（6）用血管钳夹紧棉球（棉球以不滴水为宜）擦拭口唇、嘴角、口腔内及牙的各面（擦洗顺序由上至下，由里到外，先对侧后近侧）。

（7）指导患者咬住上、下牙，用压舌板撑开颊部，先擦拭对侧牙外侧面、近侧牙外侧面、再擦拭对侧牙的上内侧面、对侧牙咬合面、对侧颊面；同法擦拭近侧牙的上内侧面、近侧上咬合面、近侧下内侧面、近侧下咬合面、近侧颊面；横向擦洗上腭、舌面。

（8）帮助患者漱口，漱口水倒入弯盘中。

（9）用纱布清洁口唇和面部。

（10）撤去弯盘及治疗巾。

4.操作后

（1）再次检查口腔状况，口唇干燥者可以涂抹液状石蜡，有溃疡者使用溃疡粉等。

（2）协助患者取舒适卧位。

（3）清点棉球。

5.指导要点

（1）解释保持口腔卫生的重要性。

（2）介绍口腔卫生的相关知识，如清洁用品的使用、刷牙的方法、义齿的护理与清洁方法等。

（3）引导患者采用适当的刷牙方式，防止并发症的产生。

6.注意事项

（1）操作时，保持血管钳不触碰到牙龈或口腔黏膜。

（2）对于昏迷或意识不清的患者，棉球蘸水不可过湿，操作时夹紧棉球，防止遗留在口腔内。禁用漱口水漱口。

（3）使用开口器时，从臼齿处放入，牙关紧闭者不可暴力张口。

（4）记录棉球数量，避免遗留在口腔内。

（二）雾化吸入疗法

1.评估观察要点

（1）评估患者的疾病状况和协作能力。

（2）检查患者的呼吸道通畅、痰液情况。

（3）评估患者口腔黏膜情况，向患者讲明操作方法及目的。

2. 操作前准备

（1）护士准备：仪表端正，洗手戴口罩。

（2）环境准备：整洁安静、无操作障碍。

（3）用物准备

治疗车上层：雾化机，医嘱执行单，治疗盘内放：一次性雾化管道、治疗巾、药液、5ml 注射器。

治疗车下层：医疗垃圾袋、速干手消毒剂、生活垃圾袋。

3. 操作过程

（1）携用物至床旁，核对床号、姓名，取舒适体位。

（2）雾化机插上电源。

（3）打开一次性雾化管道，连接机器，注入药物，调节雾量，定好时间。

（4）再次核对患者信息。

（5）将面罩佩戴在患者口鼻处（若使用口含嘴应正确指导患者学会用口吸气、用鼻呼气）。

（6）指导患者均匀深呼吸。

（7）雾化完毕，去除面罩或口含嘴，关闭电源。

4. 操作后

（1）再次核对患者，帮助患者取舒适卧位，擦净面部，整理用物。

（2）询问患者感受，正确处理使用过的物品。

5. 注意事项

（1）雾化完毕，嘱患者漱口。

（2）告诉患者在雾化过程中出现不适时，及时告知医护人员。

三、营养与排泄护理技术

（一）置胃管及鼻饲技术

1. 评估观察要点

（1）询问患者的情况，评估病情及配合程度。

（2）查看口腔黏膜、鼻腔内及周围皮肤情况，询问有无食管静脉曲张，有无鼻中隔偏曲、息肉等。

（3）询问患者有无插管经历，解释并取得合作。

2. 操作前准备

（1）护士准备：仪表整齐，洗手戴口罩。

（2）环境准备：整洁安静、无操作障碍。

（3）用物准备

治疗车上层：一次性胃管、治疗碗 2 个、压舌板、50ml 注射器、治疗巾、镊子、纱布、石蜡棉球、棉签、胶布、手套、别针、听诊器、手电筒、夹子、温度计、弯盘、鼻饲液（200ml，温度 38 ～ 40℃)。

治疗车下层：医疗垃圾袋、速干手消毒剂、生活垃圾袋。

3. 操作过程

（1）插胃管

1）携用物至床旁，核对床号姓名。

2）协助患者取合适体位。

3）准备胶布，治疗碗内放入温开水。

4）颌下铺治疗巾，弯盘置于口角旁。

5）检查鼻腔内有无息肉、肿胀、炎症，用温水棉签清洁鼻腔。

6）一只手戴手套，持纱布托住胃管，用空针试通畅，另一只手用镊子夹住胃管前端，测量发际至剑突的长度，并做好标记。

7）胃管前端放入治疗碗内，用石蜡棉球滑润胃管前端（15 ～ 20cm）。

8）再次确认患者的状况。用左手握住胃管，右手用镊子夹紧胃管前端，从清洁的鼻孔缓慢插入，到咽喉部（10 ～ 15cm），提醒患者（请慢慢吞咽、再次吞咽、深吸气并保持放松），迅速地将胃管插入，暂时固定在鼻翼上。

9）安全评估：①在插管的过程中，如果患者感到恶心，暂时停止操作，并嘱患者做深呼吸或吞咽动作。②当插管不顺利时，应确认胃管是否盘在口中。③如果患者出现呼吸困难或面色发紫等症状，表示误入气管，应立即拔除，休整后再进行插管。④对于昏迷的患者，用手托起头部，使其下颌靠近胸骨柄，增加咽部通道的弧度，使胃管沿着后壁滑入。

10）确认胃管是否在胃中：①胃管内能抽出胃液。②向胃管内注入 10ml 的空气，胃区能听到气过水声。③将胃管末端放进温水内，不会有气泡溢出。

11）固定胃管、整理用物，标记置管时间。

（2）鼻饲

1）核对医嘱，做好解释，调高床头 30° ～ 40°。

2）测量鼻饲液的温度，抽试通畅后注入 20ml 温水，观察患者的反应，缓慢注入鼻饲液。如有不适，停止操作（每次操作前都要先抽试再喂食，食物量 ≤ 200ml，温度 38 ～ 40℃，间隔时间 > 2 小时）。

3）完成鼻饲之后，再次灌入 20ml 温开水，冲洗胃管并抬高。

4）将胃管末端反折，用纱布包裹，并用夹子夹紧，再用别针固定在枕旁或上衣上。

5）记录鼻饲液的名称、量及时间。

6）嘱患者保持原体位 20 ～ 30 分钟。

（3）操作后

1）拔胃管。将弯盘置于患者口角旁，撤去别针、夹子、胶布，戴手套，将纱布包裹患者鼻部胃管，嘱患者屏气，迅速拔出胃管，边拔边用纱布擦拭，以免液体流入气管，拔出后，脱掉手套，将胃管卷起反折放在手套里置于弯盘，清洁口鼻及面部。

2）整理床单位和其他用品。

3）协助患者保持舒适的体位。

4）医用垃圾分类放置，洗手。

5）再次核对后签字，记录拔管时间。

（4）指导要点

1）告知患者置胃管和鼻饲的目的。

2）指导患者恶心时进行深呼吸或吞咽动作。

3）指导患者防止胃管脱落的办法。

（二）导尿

女性患者导尿

1. 评估观察要点

（1）评估患者的自理能力（和配合程度）。

（2）评估患者的健康状况、意识水平及膀胱充盈程度，检查会阴部皮肤和黏膜的情况。解释导尿的目的。

2. 操作前准备

（1）护士准备：着装整洁，洗手戴口罩。

（2）用物准备

治疗车上层：操作盘放置无菌导尿包、手套、纱布、注射器。另备一次性垫巾。

治疗车下层：速干手消毒剂、医疗垃圾袋、生活垃圾袋，床下备便盆。

（3）环境准备：屏风遮挡，关闭门窗。

3. 操作过程

（1）携用物至床旁，核对床号、姓名。

（2）患者取仰卧位，操作者站在患者的右侧，协助患者脱对侧裤子盖在近侧腿上，必要时盖被子。患者双腿略屈曲外展，露出会阴部。一次性垫巾铺于臀下。

（3）打开导尿包外层，撕开消毒棉球包装，左手戴一次性手套，右手持血管钳夹取消毒棉球，依次擦洗阴阜、对侧大阴唇、近侧大阴唇；左手分开大阴唇再擦拭对侧小阴唇、近侧小阴唇、尿道口阴道至肛门。撤去用物，分类处理。

（4）再次消毒双手。

（5）将导尿包在患者两腿间打开。

（6）戴无菌手套，铺设洞巾，与导尿包构成无菌区域，妥善摆放。

（7）用石蜡棉球润滑导尿管前端。

（8）弯盘放于外阴处，左手分开固定小阴唇，右手持血管钳夹紧棉球，分别消毒尿道口、小阴唇、尿道口。弯盘及污物放于床尾。

（9）左手继续固定小阴唇（嘱患者深呼吸），将置有导尿管的弯盘放于外阴部，右手持血管钳夹导尿管插入尿道口 4～6cm，见尿后再插入 1～2cm，固定导尿管。

（10）导尿结束后，将导尿管拔出，移除洞巾，擦拭外阴，脱掉手套，撤去用物。

4. 操作后

（1）协助患者整理床单位，取舒适体位。

（2）正确处理用物，撤去屏风。

（3）洗手。

（4）记录时间，尿液的量、颜色及性状。

5. 指导要点

（1）告知患者导尿的目的及配合方法。

（2）提醒患者注意避免压迫和挤压导尿管，防止导尿管脱出。

（3）告知患者离床活动时的注意事项。

6. 注意事项

（1）操作者若导尿管触及尿道口外，应换管重插。

（2）膀胱高度膨胀者首次放尿量≤1000ml。

（3）在插管过程中遇到阻碍时，不能强行进入，视情况请专业医师协助完成。

男性患者导尿

评估及操作步骤基本等同于女患者，不同之处有以下几点：

（1）取仰卧位，双腿平放略分开。

（2）对阴阜、阴茎和阴囊进行消毒处理，一手持纱布将阴茎包裹起来并提起，同时向后推动包皮，以便显露出尿道的外口。对尿道口、阴茎头和冠状沟依次由内向外旋转消毒。

（3）插管时用无菌纱布包裹阴茎，提起阴茎与腹部成60°，使耻骨前弯消失。插入长度20～22cm，见尿后再插入1～2cm。

（三）灌肠技术

1. 大量不保留灌肠法

（1）评估观察要点

1）评估患者的意识状态，掌握疾病状况。

2）向患者阐述灌肠的目的、注意事项及配合要点。

3）了解患者肛门周围皮肤黏膜情况。

（2）操作前准备

1）护士准备：仪态端庄，穿着整齐，洗手，戴口罩。

2）物品准备

治疗车上层：一次性灌肠包、石蜡棉球、纱布、纸巾、手套、一次性垫巾、弯盘、水温计、治疗巾。

治疗车下层：速干手消毒剂、生活垃圾袋、医疗垃圾袋、便盆、另备屏风、输液架。

通常使用的灌肠液包括：生理盐水、0.1%～0.2%肥皂水等，成人用量500～1000ml，儿童则为200～500ml；一般温度39～41℃，降温时用28～32℃，中暑用4℃。

（3）操作过程

1）携用物至床旁，核对床号姓名。关闭门窗，屏风遮挡，提醒患者排尿。

2）帮助患者取左侧卧位，双膝弯曲，协助患者脱裤至膝盖，必要时盖被，暴露臀部。

3）打开一次性灌肠袋，置于治疗盘内。

4）将一次性垫巾置于臀下，弯盘置于臀边，调节输液架高度。

5）将灌肠管挂在输液架上，使管内液面高度超过肛门40～60cm。

6）戴手套，连接肛管，用石蜡棉球润滑肛管前端，排空肛管内空气，夹管。

7）再次核对患者，左手垫卫生纸暴露肛门，嘱患者深呼吸，右手持肛管缓慢插入肛管 7 ～ 10cm。开启调节夹，缓慢灌入肠内，随时观察患者反应。有便意者，适当调整灌肠的高度和速度。

8）灌肠液排空时关闭调节夹，反折肛管缓慢拔出，用纱布擦拭肛门。

9）脱手套并包裹肛管，连同灌肠袋一并放于医疗垃圾袋内。撤弯盘、垫巾。

10）协助患者取舒适卧位，嘱患者保留 5 ～ 10 分钟再排便，不能下床者，提供便器。

（4）操作后

1）整理床单位，正确处理物品。

2）洗手，记录。

（5）指导要点

1）告知患者灌肠的目的及方法。

2）灌肠中随时观察患者，有便意者先指导深呼吸，降低筒内高度，减慢速度。

3）患者出现心慌、气促等，立即停止灌肠并通知医生予以处理。

（6）注意事项

1）注意保暖，避免受凉。

2）掌握灌肠液的用量、温度、流速和压力。

3）急性腹痛、妊娠早期出血、严重心脏病等患者，禁止进行灌肠。

4）肝性脑病患者禁用肥皂水灌肠，充血性心力衰竭和水钠潴留者禁用生理盐水灌肠。

5）伤寒患者灌肠量＜ 500ml，灌肠高度＜ 30cm。

6）降温灌肠后保留药液 30 分钟后再排便，便后 30 分钟再测体温。

2. 小量不保留灌肠法

（1）评估观察要点

1）评估患者的健康状况。

2）向患者阐述灌肠的目的及配合要点。

（2）操作前准备

1）护士准备：仪态端庄，穿着整齐，洗手，戴口罩。

2）用物准备

治疗车上层：一次性灌肠包、注射器、5 ～ 10ml 温开水、石蜡棉球、纱布、纸巾、手套、一次性垫巾、弯盘、水温计、治疗巾。

治疗车下层：速干手消毒剂、生活垃圾袋、医疗垃圾袋、便盆、另备屏风、输液架。

常见的灌肠溶液："1：2：3"溶液（50% 硫酸镁 30ml、甘油 60ml、温开水 90ml）、50ml 甘油或液状石蜡加等量温开水、120 ～ 180ml 的各种植物油，温度为 38℃。

（3）操作过程

1）携用物至床旁，核对床号、姓名和灌肠溶液。

2）帮助患者取左侧卧位，双膝弯曲，协助患者脱裤至膝盖，必要时盖被，暴露臀部。

3）将一次性垫巾置于臀下，弯盘置于臀边，调节输液架高度。

4）将灌肠管挂在输液架上，使管内液面不得高于肛门 30cm。

5）戴手套，连接肛管，用石蜡棉球润滑肛管前端，排空肛管内空气，夹管。

6）再次核对患者，左手垫卫生纸暴露肛门，嘱患者深呼吸，右手持肛管缓慢插入肛管 7 ～ 10cm。开启调节夹，缓慢注入肠内。

7）注毕夹管，抬高肛管末端，反折肛管缓慢拔出，用纱布擦拭肛门。

8）脱手套并包裹肛管，连同灌肠袋一并放于医疗垃圾袋内。撤弯盘、垫巾。

9）协助患者取舒适卧位，嘱患者保留 10 ～ 20 分钟再排便。

（4）操作后

1）整理床单位，正确处理物品。

2）洗手，记录。

（5）指导要点

1）灌肠中随时观察患者，有便意者嘱其深呼吸，降低灌肠高度，减慢速度。

2）嘱患者尽量延长灌肠液保留的时间，以利于粪便软化。

（6）注意事项：参阅大量不保留灌肠。

3. *保留灌肠法*

（1）评估观察要点

1）评估患者的意识状态，掌握疾病状况。

2）向患者阐述保留灌肠的目的及配合要点。

（2）操作前准备

1）护士准备：仪态端庄，穿着整齐，洗手，戴口罩。

2）用物准备

治疗车上层：一次性灌肠包、注射器、5 ～ 10ml 温开水、石蜡棉球、纱布、纸巾、手套、一次性垫巾和垫枕、弯盘、水温计、治疗巾。

治疗车下层：速干手消毒剂、生活垃圾袋、医疗垃圾袋、便盆、另备屏风、输液架。

常用的灌肠溶液：镇静用 10% 水合氯醛，肠道感染用 2% 小檗碱、0.5% ～ 1% 新霉素或其他抗生素溶液。

（3）操作过程

1）携用物至床旁，核对床号、姓名及灌肠液。

2）帮助患者选择合适的体位（慢性细菌性痢疾者取左侧卧位；阿米巴痢疾者取右侧卧位），协助患者脱裤至膝盖，必要时盖被，暴露臀部。

3）将垫枕和一次性垫巾置于臀下，抬高臀部 10cm，弯盘置于臀边。

4）戴手套，连接肛管，用石蜡棉球润滑肛管前端，排空肛管内空气，夹管。

5）指导患者深呼吸，轻轻插入肛门 15 ～ 20cm，匀速注入。

6）输注药液完毕再注入温开水 5 ～ 10ml，抬高肛管末端。

7）反折肛管缓慢拔出，用纱布擦拭肛门。

8）脱手套并包裹肛管，连同灌肠袋一并放于医疗垃圾袋内。撤弯盘、垫巾。

9）嘱患者药液保留在 1 小时以上。

（4）操作后

1）整理床单位，正确处理用品。

2）手卫生、记录。

（5）指导要点

1）根据灌肠的目的及病变部位，指导患者取合适体位。

2）肠道感染以睡前灌肠为宜，因此时活动减少，利于药液保留吸收。

3）操作前，嘱患者提前排空大小便，利于药液吸收。

（6）注意事项

1）掌握灌肠的目的和疾病部位，确定患者的卧位和插管深度。

2）肛门、直肠手术或大便失禁者禁止保留灌肠。

3）灌肠前，充分混匀药液。肛管要细，插入应深，注入速度要慢，压力要低，液量不超过 200ml 为宜，减少刺激，利于肠道吸收。

四、气道护理技术

（一）氧气吸入（氧气筒法）

1. 评估观察要点

（1）评估患者病情、意识及缺氧程度。解释吸氧目的和方法，取得协作。

（2）观察呼吸形态及吸氧效果。观察鼻腔内情况及患者心理反应。

（3）评估用氧环境是否安全。

2. 操作前准备

（1）护士准备：仪表端正，衣帽整洁，洗手，戴口罩。

（2）用物准备

治疗车上层：医嘱执行单、氧气表 1 套、扳手、"五防"牌（防火、防油、防热、防震、防静电）、吸氧盘内放置治疗碗 2 个（一个碗内放纱布 2 块，另一个碗内置无菌注射用水）、棉签、一次性吸氧管、湿化瓶。

治疗车下层：弯盘、速干手消毒剂、医疗垃圾袋、生活垃圾袋。

（3）操作过程

1）吸氧：①携用物至床旁，核对床号姓名。②协助患者选择舒适卧位，用湿棉签清洁双侧鼻孔。③吹尘，装表，上管芯，连接湿化瓶，连接吸氧管。④先关小开关，再开总开关，再开小开关，调节氧流量，检查通畅性（吸氧管放在盛水的治疗碗内，有气泡冒出）。⑤将吸氧管的鼻塞插入患者双侧鼻腔，并将导管环绕患者耳后向下放置，调节合适松紧度。⑥再次核对医嘱，挂"五防"牌，记录用氧时间和氧流量。⑦手消毒、签字。⑧观察用氧效果，询问吸氧感受。

2）停止吸氧：①向患者解释停止吸氧的原因。②分离鼻导管，取出鼻塞，用纱布擦拭鼻颊部。③先关小开关，再关总开关，再开小开关，放完余氧，关小开关。④卸表，记录停氧时间，签字。

（4）操作后

1）安置患者取舒适卧位，整理床单位。

2）正确处理用品。

3）洗手、记录。

（5）指导要点

1）告知患者不能自行移除鼻塞或调整氧流量。

2）吸氧中鼻咽部干燥或胸口憋气者，应通知医生予以处理。

3）告知患者吸氧安全的相关知识。

（6）注意事项

1）持续吸氧者，保持吸氧管通畅，必要时更换。

2）氧疗中随时观察吸氧效果，查看氧气装置是否漏气，管道是否通畅等，注意及时清理鼻腔分泌物。

（二）吸痰

1. 有效排痰

（1）评估观察要点

1）评估患者的意识状态，掌握疾病状况。

2）了解患者咳痰情况及痰色、痰量、性状及与体位的关系。

3）评估双肺呼吸音。

（2）操作过程

1）有效咳痰：①协助患者取合适体位，上身略向前倾。②嘱患者缓慢深呼吸，数次后深吸气至膈肌下降，屏气数秒。进行 2～3 次强有力的咳嗽，缩唇尽量呼出余气。重复进行 2～3 次，休息或正常呼吸数分钟，再重复此动作。

2）叩击或振颤法：①在餐前 30 分钟或餐后 2 小时进行。②依据患者病变部位选择合适体位。③避开乳房、心脏及骨隆突（包括脊椎、胸骨和肩胛骨）区域。④叩击方式。五指并拢或呈空杯状，用腕力从肺底由下至上、由外至内快速有节奏地叩击胸背部。⑤振颤法。将双手交叉重叠按在胸壁，配合患者呼气时由下至上振颤，振动加压。⑥振动排痰法。依据患者的疾病状况和年龄，选择合适的振动频率和持续时间，由慢至快、由上至下、由外向内。

以上几种方法，可以协助患者有效咳痰，缓解症状。

（3）指导要点

1）告知患者操作的目的、方法及注意事项。

2）指导患者在执行操作时的配合策略。

（4）注意事项

1）胸腹部伤口者合并气胸或肋骨骨折时禁止叩击。

2）依据患者的疾病状况和忍受度，选择合适的叩击方法、时长和频率。

3）操作中，密切监测患者的意识和生命体征的变化。

2. 电动吸引器吸痰法

（1）评估观察要点

1）评估患者年龄、病情、意识、治疗情况。

2）了解患者的生命体征和疾病状况。

3）了解患者的痰液排泄状况及心理反应和协作水平。

4）观察患者吸氧情况。

（2）操作前准备

1）护士准备：仪表端正，衣帽整洁，洗手，戴口罩。

2）用物准备：电动吸引器 1 台（痰液引流瓶内放置少量 500mg/L 的含氯消毒液）。

治疗车上层：医嘱执行单、吸痰连接管，治疗盘内一次性无菌吸痰包数根（包内含有吸痰管、治疗巾、一次性手套，如无吸痰包，用物需另备齐）、治疗碗内放纱布 1 块、手电筒、听诊器。

治疗车下层：消毒瓶（内放 1000mg/L 的含氯消毒液，用于浸泡吸痰连接管头端）、速干手消毒剂、医疗垃圾袋、生活垃圾袋。

（3）操作过程

1）携用物至床旁，电动吸引器置于床边，核对患者床号姓名。

2）协助患者取舒适体位，头偏向操作者一侧。

3）打开电源，连接吸痰连接管。查看吸痰器性能，调节负压（0.02 ～ 0.04MPa）。

4）检查吸痰连接管道是否通畅，确认连接紧密后，将吸痰连接管头端放入消毒瓶内（勿浸泡液面以下）。

5）打开吸痰包，取出治疗巾并铺在患者颌下及枕上，戴无菌手套。

6）将吸痰连接管与吸痰管连接，润滑吸痰管，指导患者配合，左手折关吸痰管底部，右手持吸痰管。

7）将吸痰管插入口腔（不带负压）适当深度，左右旋转边吸边上提吸痰管（带负压）。

8）吸痰完毕，脱手套并包裹住吸痰管放入医疗垃圾袋内。

9）用消毒液冲洗吸痰连接管（如需再次吸痰，应重新更换吸痰管）。

10）关闭电源，将吸痰连接管头端浸泡至消毒瓶内。

11）用纱布擦拭患者口鼻处，撤去治疗巾。

12）再次核对患者姓名，安抚患者。

13）听诊吸痰效果，酌情给予吸氧。

14）帮助患者选择舒适体位，调节氧流量。

（4）操作后

1）整理用物，正确处理物品。

2）洗手、记录吸痰效果及痰液性状、量、时间，签字。

（5）指导要点

1）安慰清醒患者不要紧张，指导自行咳嗽。

2）告知患者适量饮水，利于痰液排出。

3）告知患者吸痰的重要性。

（6）注意事项

1）严格执行无菌操作，插管动作要轻柔、迅速。

2）吸痰前给予高流量吸氧，吸痰时间 < 15 秒。痰液较多者间隔 3 ～ 5 分钟再吸痰，每吸痰一次应更换吸痰管。

3）痰稠者可配合叩击、雾化吸入等，吸痰中患者出现剧烈咳嗽时应停止吸痰。

五、常用监测技术

（一）体温测量

1. 评估观察要点

（1）了解患者的健康状况，解释测量体温的目的和注意事项，取得配合。

（2）评估患者的生活自理能力、心理健康状况。

2. 操作前准备

（1）护士准备：着装整洁，洗手，戴口罩。

（2）用物准备

治疗车上层：医嘱执行单、治疗盘内放纱布 2 块、体温计、弯盘。

治疗车下层：速干手消毒剂、医疗垃圾袋、生活垃圾袋。

3. 操作过程　携用物至床旁，核对床号姓名，依据病情选择合适的测量方法。

（1）测腋温（水银体温计）：协助患者取舒适卧位，解开衣扣，暴露腋下，纱布擦拭腋下汗渍。将体温计前端放入腋窝并夹紧（水银柱甩至 35℃ 以下），10 分钟后取出，用纱布擦拭，查看和记录数据。

（2）测口温：将水银体温计前端倾斜置与患者舌底，嘱患者紧闭口唇，勿用牙齿咬合，用鼻呼吸。3 分钟后取出，用纱布擦拭，查看和记录数据。

（3）测肠温，协助患者取侧卧位或屈膝仰卧位，暴露臀部，石蜡棉球润滑水银体温计前端，缓慢插入肛门 3 ～ 4cm，3 分钟后取出，用纱布擦拭，查看和记录数据。

4. 指导要点

（1）告知患者测量体温的必要性和配合方式。

（2）嘱患者在体温测量前 30 分钟内不要进食冷热食物、冷热敷、洗澡、运动或灌肠。

（3）指导患者正确处理体温计意外破损时的方法。

（4）告知患者避免将体温计浸泡在热水或沸水中，防止爆炸。

5. 注意事项

（1）意识不清或不配合者，操作者应全程监测。

（2）精神异常、昏迷、不配合、口鼻手术或呼吸困难的儿童，禁测口温。

（3）进食、吸烟或面颊冷热敷者，宜在 30 分钟后再测口温。

（4）腋下有伤口、手术或炎症，应选择健侧测温，腋下出汗较多、极度消瘦者不宜测腋温。

（5）腹泻、直肠或肛门手术以及心肌梗死患者不宜测肛温。

（6）体温与患者疾病状况不相符时，应重复测量，必要时选择两种不同的测量方法作为参考。

（二）脉搏测量

1. 评估观察要点

（1）评估患者的健康状况、意识和配合程度。

（2）解释脉搏测量目的，取得合作。

2. 操作前准备

(1) 护士准备：着装整洁，洗手，戴口罩。

(2) 用物准备：记录本、笔及有秒针的表。

3. 操作过程

(1) 携用物至床旁，核对床号姓名。

(2) 协助患者取舒适卧位，手臂轻放于床旁，手腕外展。

(3) 操作者将示指、中指和环指的指端放置在桡动脉位置，力度以能感到脉搏跳动即可，注意脉搏节律及强弱。

(4) 脉搏正常者测 30 秒，异常者测 1 分钟。脉搏短绌者，应有两名操作者同时测量，一人监测心率，另一人监测脉率。同步启动计时 1 分钟。

(5) 手消毒，记录。

4. 注意事项

(1) 脉率细弱者，可用听诊器来代替触诊，听诊心率 1 分钟。

(2) 偏瘫患者，选择健侧肢体测量。

(3) 除桡动脉之外，还可测量颞动脉、颈动脉、肱动脉、股动脉、腘动脉和足背动脉等。

(4) 不可使用拇指测量脉搏，因拇指动脉波动大，易于与患者的脉搏混淆。

(5) 患者有剧烈运动或情绪波动时，应休息 15 ～ 20 分钟再测量。

（三）呼吸测量

1. 评估要点　掌握患者的健康状况。

2. 操作前准备

(1) 护士准备：着装整洁，洗手，戴口罩。

(2) 用物准备：记录本、笔及有秒针的表。

3. 操作过程

(1) 操作者保持把脉姿势，观察患者胸腹部的起伏，一起一伏为 1 次呼吸，测时 30 秒，结果乘以 2 即为呼吸频率。异常者测时 1 分钟。

(2) 手消毒，记录。

(3) 呼吸困难不易观测者，将棉花放在鼻孔前，观察棉花被吹动的次数。计时 1 分钟。

4. 注意事项

(1) 注意观察呼吸深度、节律及有无呼吸困难。

(2) 意识会影响呼吸频率，测量时不要告知患者。

(3) 紧张、剧烈活动、情绪波动等患者，须在平稳后再测量。

(4) 呼吸不规律患者及儿童，应测量 1 分钟。

（四）血压测量

1. 水银血压计

(1) 评估及观察要点

1) 评估患者的疾病状况和配合程度。

2) 评估患者的基本血压和用药情况。

3）解释测血压的目的及注意事项。

（2）操作前准备

1）护士准备：仪表整洁，洗手，戴口罩。

2）用物准备：血压计、听诊器、记录本、笔。

（3）操作过程

1）携用物至床旁，核对床号姓名。

2）协助患者取坐位或卧位，解开衣袖，暴露前臂，肘部伸直，外展 45°，掌心向上。

3）平稳放置，打开血压计。

4）开启水银开关，血压计 0 点、肱动脉与心脏处于同一水平位。

5）驱尽袖带内空气，将袖带平卷于上臂中部，下缘距肘窝 2 ～ 3cm，松紧度以能塞入 1 手指为宜。

6）将听诊器的胸件置于肱动脉搏动最明显处。

7）一只手固定听诊器的胸件，另一只手握住气囊，关闭阀门，缓慢注气直到脉搏消失，再充气 20 ～ 30mmHg。

8）缓慢放气，速度以水银柱下降 4mmHg/s 为宜。

9）正确判断收缩压和舒张压（听到第一声响为收缩压，声音突然消失或变小为舒张压）。

10）测压完毕，驱尽袖带内空气，关紧阀门。血压计右倾 45°，使全部水银回到槽中。关闭水银开关，盖严血压计盒盖，放回听诊器。

（4）操作后

1）帮助患者取舒适体位，整理床单位。

2）洗手、记录。

2. 电子血压计

（1）评估及观察要点

1）评估患者的疾病状况和配合程度。

2）评估患者的基本血压和用药情况。

3）解释测量血压的目的及注意事项。

（2）操作前准备

1）护士准备：仪表整洁，洗手，戴口罩。

2）用物准备：血压计、记录本、笔。

（3）操作过程

1）携用物至床旁，核对床号姓名。

2）取坐位或卧位，与肱动脉、心脏位置在同一水平线。协助患者卷起衣袖，掌心向上，肘部伸直，外展 45°。

3）插上电源线（电量不足或未安装电池时）。

4）将袖带缠于上臂中部，松紧以能放入 1 指为宜，袖带下缘距离肘窝 2 ～ 3cm。

5）嘱患者测量时保持好体位，勿移动，保持安静状态。

6）打开开始 / 关闭按钮，血压计则自动开始测量。

7）读取数据，取下袖带。

8）按下开始 / 关闭按钮，切断电源。

（4）操作后

1）帮助患者取舒适体位，整理床单位。

2）洗手、记录。

（5）指导要点

1）告知患者测量血压的目的和重要性。

2）指导患者自我监测血压的方法。

（6）注意事项

1）平稳状态下测量血压，遵循 4 个原则：定时间、定体位、定部位和定血压计。

2）测量血压，肱动脉和心脏应处于同一水平位，卧位时与腋中线平行，坐位时与第 4 肋间平行。

3）偏瘫患者，选择健侧肢体测量。

4）测量前，检查血压计，定期检测、校准血压计。

5）血压异常者，应重复测量，先驱尽袖带内空气，休息片刻，再次测量，必要时进行对照检查。

6）使用水银血压计时，充气时速度不可过快，避免水银泄漏。匀速放气，防止影响读数。

六、给药治疗护理技术

（一）皮内注射

1. 评估观察要点

（1）评估病情、意识状态及合作程度。

（2）了解过敏史、用药史和不良反应的情况。

（3）评估注射位置和皮肤状况。

（4）观察药物反应及皮试结果。

2. 操作前准备

（1）护士准备：仪表整洁，洗手，戴口罩。

（2）用物准备

治疗车上层：治疗盘放 1ml 注射器 1 ～ 2 支、青霉素（80 万 U）、5ml 注射器、一次性治疗巾、75% 乙醇、棉签、弯盘、注射卡、抢救药品（盐酸肾上腺素）、记录单、砂轮。

治疗车下层：速干手消毒剂、医疗垃圾袋、锐器盒、生活垃圾袋。

3. 操作过程

（1）抽药

1）医嘱单与治疗单双核对，检查药名、剂量、浓度及有效期等，检查注射器有无漏气。

2）打开生理盐水，标注时间及"配制青霉素专用"字样，消毒瓶口，待干备用。

3）打开青霉素铝盖，消毒青霉素瓶盖，待干。

4）用 5ml 注射器抽吸生理盐水 4ml, 注入青霉素瓶内，充分摇匀稀释（每毫升含青霉素 20 万 U）。

5）取 0.1ml 液体 + 生理盐水 0.9ml（每毫升含青霉素 2 万 U）摇匀。

6）取 0.1ml 液体 + 生理盐水 0.9ml（每毫升含青霉素 2000U）摇匀。

7）取 0.25ml 液体 + 生理盐水 0.75ml（每毫升含青霉素 500U）摇匀、备用。

（2）注射

1）再次核对医嘱单与治疗单，携用物至床旁，核对患者床号、姓名、药名、剂量、浓度、时间、用法。

2）询问患者过敏史，帮助患者选择合适卧位。

3）选择注射部位，在前臂掌侧下 1/3 处进行过敏试验。

4）用 75% 乙醇消毒注射皮肤处 2 次，直径不少于 5cm，晾干。

5）左手绷紧注射皮肤，右手持注射器，针头斜面向上刺入皮内，角度为 5°。针尖斜面完全进入皮内后，左手拇指固定针栓，右手推入药液 0.1ml（含青霉素 50U），使注射点皮肤上有圆形隆起并变白。

6）注射完毕拔出针头，勿按压针眼。

7）再次核对患者，询问患者感受，交代注意事项。

8）记录注射时间。

4. 操作后

（1）安置患者舒适体位，整理床单位。

（2）正确处理用品。

（3）洗手。

（4）观察 20 分钟后，两位护士对皮试结果进行记录并在医嘱单上签字。

5. 指导要点

（1）告知患者皮内注射的目的、方式及注意事项。

（2）告知患者感到不适（胸闷、恶心、头晕等），立即通知医疗人员。

6. 注意事项

（1）注射时，不应抽回血，消毒皮肤勿使用含碘消毒剂，避免影响结果。

（2）有过敏史者禁做皮试。

（3）皮试阳性者，通知医生和患者、家属，并用红笔标注结果。

（4）皮试液要现配现用，剂量准确，随时备好急救药品和设备。

（二）皮下注射

1. 评估观察要点

（1）评估病情、意识状态及合作程度。

（2）了解患者过敏史和用药史。

（3）评估注射皮肤状况。

2. 操作前准备

（1）护士准备：仪表整洁，洗手，戴口罩。

（2）用物准备

治疗车下层：治疗盘放 1ml 注射器 1 ～ 2 支、治疗巾、75% 乙醇、棉签、弯盘、注射卡、抢救药品（盐酸肾上腺素）、记录单、砂轮。

治疗车下层：速干手消毒剂、医疗垃圾袋、锐器盒、生活垃圾袋。

3. 操作过程

（1）核对医嘱单、执行单，弯盘置于治疗车上层。

（2）取安瓿，将药液弹下，消毒安瓿瓶颈，砂轮划割，再次消毒划割部位。掰开安瓿。

（3）检查注射器有无漏气，抽吸药液，放治疗盘内备用。

（4）协助患者取合适体位。选择注射部位（以上臂三角肌下缘、上臂外侧、腹部、大腿前外侧、臀部外上侧），皮肤消毒2次，直径不少于5cm，晾干。

（5）再次核对患者及注射药品，排尽注射器内空气。

（6）左手绷紧注射皮肤，右手持注射器，示指固定针栓，针头斜面向上，与皮肤成30°～40°迅速进针（消瘦者可捏起注射皮肤，使角度变小），针头刺入1/2～2/3长度，固定针栓，抽吸活塞，无回血后，缓慢推注药物。

（7）注射完毕，快速拔针，棉签轻压针眼片刻，勿按揉。

（8）再次核对患者。

（9）安置患者舒适体位，清理用物。

（10）观察用药后的反应，记录。

4. 指导要点

（1）告知患者药物的疗效、注意的事项及配合重点。

（2）避免对注射部位进行揉捏，发现异常立即通知医护人员。

（3）注射短效胰岛素时，嘱患者注射15分钟后进食，防止发生低血糖。

5. 注意事项

（1）核对医嘱结合说明书使用药物，避免使用强刺激性药物进行皮下注射。

（2）避开有炎症、溃疡或硬结的部位进行注射。

（3）长期注射者，须经常交换注射部位。

（三）肌内注射

1. 评估观察要点

（1）评估患者的健康状况、意识水平、自理能力及协作精神。

（2）了解过敏史和用药史。

（3）评估注射部位的皮肤状况。

（4）了解药物的效用和副作用。

2. 操作前准备

（1）护士准备：仪表整洁，洗手，戴口罩。

（2）用物准备

治疗车上层：治疗盘放注射器1～2支、治疗巾、75%乙醇、棉签、弯盘、注射卡、抢救药品（盐酸肾上腺素）、记录单、砂轮。

治疗车下层：速干手消毒剂、医疗垃圾袋、锐器盒、生活垃圾袋。

3. 操作过程

（1）核对医嘱单、执行单，弯盘置于治疗车上层。

（2）取安瓿，将药液弹下，消毒安瓿瓶颈，砂轮划割，再次消毒划割部位。掰开安瓿。

（3）检查注射器有无漏气，抽吸药液，放治疗盘内备用。

（4）协助患者取合适体位，选择注射部位（侧卧位、俯卧位、仰卧位或坐位），暴露注射皮肤，皮肤消毒 2 次，直径不少于 5cm，晾干。

（5）再次核对患者及注射药品，排尽注射器内空气。

（6）左手绷紧注射皮肤，右手持注射器，针头垂直向下，与皮肤成 90° 迅速进针，针头刺入 1/2 ～ 2/3 长度，固定针栓，抽吸活塞，无回血后，缓慢推注药物。

（7）注射完毕，快速拔针，棉签轻压针眼片刻，勿按揉。

（8）再次核对患者。

（9）手消毒、记录。

4. 操作后

（1）安置患者舒适卧位，整理床单位。

（2）正确处理用品。

（3）洗手、签字。

5. 指导要点

（1）告知患者注射时的配合方式和注意事项（侧卧位时，上半身伸直，下半身稍弯曲。俯卧位时，足尖相对，足跟分开）。

（2）嘱患者注射时肌肉放松，有利于推注顺利和药液吸收。

6. 注意事项

（1）同时注射两种药物时，注意配伍禁忌。

（2）正确选择注射部位，避免损伤神经和血管，无回血后方可推注药液。2 岁以下婴幼儿选用臀中肌或臀小肌注射，勿用臀大肌注射。

（3）注射时针头避免全部刺入，防止针头折断。

（4）观察注射后疗效及不良反应。

（5）注射时避开炎症、硬结、瘢痕等部位。发现硬结时可用热敷疗法。长期注射者，须定期更换注射部位，宜选用长细针头。

（四）密闭式静脉输液

1. 评估观察要求

（1）评估患者疾病、年龄、意识状态、心肺功能、协作能力、药物属性及过敏史等。

（2）评估注射皮肤和血管状况。

（3）解释输液的目的，取得配合。

2. 操作前准备

（1）护士准备：仪表整洁，洗手，戴口罩。

（2）用物准备

治疗车上层：安尔碘、输液器 2 个、注射器、头皮针 2 个、棉签、弯盘、胶布、止血带、垫枕、药液、输液卡、盐酸肾上腺素。

治疗车下层：速干手消毒剂、医疗垃圾袋、生活垃圾袋、锐器盒。另备输液架。

3. 操作过程

（1）准备药液

1）核对医嘱单、治疗单、输液卡，检查药品名称、浓度、用量及有效期。检查瓶口是否松动，瓶身是否有裂缝，对光查看有无沉淀、结晶或絮状物。

2）双人核对无误后，开瓶盖、消毒瓶口、加药、签名，备用。

（2）输液

1）携用物至床旁，核对床号和姓名。

2）准备胶布。

3）帮助患者选择舒适体位，垫枕放止血带，选择穿刺部位。

4）再次核对医嘱单、治疗单、输液卡，检查药液，消毒瓶口2次，待干。

5）检查输液器外观及是否漏气，打开输液器插入瓶塞至根部。

6）排气一次成功（第一次排气以不滴液为宜），关闭调节夹，对光检查输液器内有无气泡。挂于输液架上（或输液器针头放回输液袋内）待用。

7）在刺入点的上方10～15cm处，绑定止血带，以刺入点作为中心，对皮肤进行消毒2次，直径＞5cm，待干。

8）再次核对医嘱单、治疗单、输液卡，嘱患者握拳，排气于弯盘内。

9）取下护针帽，左手固定穿刺点下方，右手持针，针头斜面向上与皮肤成15°～30°刺入，见回血后，沿静脉再进针稍许，固定针柄后松止血带，打开调节器，嘱患者松拳，3条胶布固定注射部位。

10）根据病情调节滴速，成人一般为40～60滴/分，儿童20～40滴/分。

11）再次核对，向患者交代注意事项。

4. 操作后

（1）安置患者于舒适体位，整理床单位。

（2）放置呼叫器于患者可取处。

（3）正确处理用品。

（4）手消毒、签字。

5. 指导要点

（1）告知患者操作的目的及配合要点。

（2）嘱患者及其家属不能自行调节滴速。

（3）告知患者注射部位不要过度用力或做剧烈运动。

（4）告知患者如有不适，立即通知医务人员。

6. 注意事项

（1）选择弹性好、粗直、便于固定的静脉输注，避开静脉瓣和关节，长期输液者建议从远端小静脉开始注射。

（2）避开在输液的肢体上端测量血压或使用止血带。

（3）输液完毕及时更换液体或拔针，防止空气栓塞。

（4）依据患者病情、年龄及药物性质调节滴速。

（5）输注2种以上药物时，注意药物配伍禁忌。

（6）患者发生输液反应，及时处理。

（7）在满足治疗前提下，选用最小针头型号输液器。

（五）静脉留置针技术

1. 评估观察

（1）评估患者的健康状况和配合度。

（2）评估穿刺血管状况。

（3）解释穿刺的目的、注意事项。

2. 操作前准备

（1）护士准备：仪表整洁，洗手，戴口罩。

（2）用物准备

治疗车上层：输液卡、静脉留置针、留置针贴、肝素帽或正压接头、一次性使用输液器、棉签、注射器、止血带、胶布、安尔碘、治疗巾、垫枕、弯盘、盐酸肾上腺素。

治疗车下层：速干手消毒剂、医疗垃圾袋、生活垃圾袋、锐器盒。另备输液架。

3. 操作过程

（1）准备药液

1）核对医嘱单、治疗单、输液卡，检查药品名称、浓度、用量及有效期。检查瓶口是否松动，瓶身是否有裂缝，对光查看有无沉淀、结晶或絮状物。

2）双人核对无误后，开瓶盖、消毒瓶口、加药、签名，备用。

（2）输液

1）携用物至床旁，核对床号和姓名。

2）备好留置针型号、胶布。

3）帮助患者选择舒适体位，垫枕放止血带，选择穿刺部位。

4）再次核对医嘱单、治疗单、输液卡，检查药液，消毒瓶口 2 次，待干。

5）检查输液器外观及是否漏气，打开输液器插入瓶塞至根部。

6）排气一次成功（第一次排气以不滴液为宜），关闭调节夹，对光检查输液器内有无气泡。挂于输液架上（或输液器针头放回输液袋内）待用。

7）在刺入点的上方 8 ～ 10cm 处，绑定止血带，以刺入点作为中心，对皮肤进行消毒 2 次，直径＞ 8cm，待干。

8）打开透明敷贴备用。

9）连接留置针与输液器。先将头皮针插入肝素帽内，打开调节夹，使液体充盈肝素帽，再将头皮针完全插入肝素帽，去除针套，针头向下排气，旋转针芯，针头斜面向上固定针柄。

10）再次核对患者，左手绷紧皮肤，右手持留置针成 15°～ 30° 插入静脉，见回血后降低角度，沿静脉向前推进 0.2cm（使外套管完全进入静脉），推送外套管。

11）左手持 "Y" 形连接口，右手缓慢后撤针芯，将针芯丢弃至锐器盒内。

12）松开止血带，打开调节夹，嘱患者松拳。

13）用透明敷贴无张力固定，胶布高举平台法固定留置针及头皮针，标注穿刺日期。

14）调节滴速，整理用物，垃圾分类处置。

15）再次核对患者，询问患者感受。

4.操作后

(1)安置患者舒适体位,整理床单位。

(2)放置呼叫器于患者易取处。

(3)洗手、记录。

5.指导要点

(1)告知患者操作的目的及配合要点。

(2)嘱患者及其家属不能自行调节滴速。

(3)告知患者注射部位不要过度用力或做剧烈运动。

(4)告知患者如有不适,立即通知医务人员。

6.注意事项

(1)透明敷贴更换时须记录穿刺时的日期。

(2)输液前检查穿刺部位皮肤情况,患者出现红、肿、热、痛应立即拔除导管并给予适当处理。

(3)不可在留置针上端肢体使用袖带和止血带。

(六)PICC置管后的维护

1.评估观察要点

(1)评估患者年龄、疾病状况、意识水平以及协作能力。

(2)了解患者静脉穿刺皮肤情况,正确选择穿刺血管。

(3)了解患者过敏史和用药史。

2.操作前准备

(1)护士准备:着装整齐,洗手戴口罩。

(2)用物准备

治疗车上层:PICC护理包、75%乙醇棉球、无菌敷贴、灭菌手套、正压接头、注射器20ml、头皮针、肝素封管液、锐器盒、污物桶。

治疗车下层:速干手消毒剂、医疗垃圾袋、生活垃圾袋、锐器盒。

3.操作过程

(1)携用物至床旁,核对床号姓名。

(2)帮助患者取合适体位,解释操作过程。

(3)检查穿刺皮肤有无肿胀、渗液及外露导管长度,测量肘横纹上10cm臂围,询问患者带管情况及有无不适。

(4)戴手套,取无菌巾置于患者手臂下。

(5)用75%乙醇棉球擦拭穿刺部位皮肤3次,范围20cm×20cm,PVP棉球消毒穿刺点、导管及周围皮肤3次,顺逆时针交替进行,晾干。

(6)打开新的肝素帽备用,用生理盐水预冲原有(正压接头)后并取下,消毒接头横切面及周围,紧密连接新的(正压接头)。

(7)连接含肝素稀释液注射器,以脉冲式冲洗导管,注射器余液为0.5ml时以边推边退方法拔出注射器。

(8)消毒待干,贴无菌敷贴,在标签上注明更换日期。

（9）再次核对患者，观察患者导管维护后情况。

（10）手消毒，记录。

4. 操作后

（1）协助患者取舒适卧位，整理床单位。

（2）正确处理用品。

5. 指导要点

（1）指导患者 PICC 带管期间居家护理重点。

（2）指导患者注意观察穿刺区域的皮肤状况，发现异常立即通知护士。

（3）患者置管后的手臂要避免用力搬运重物、使用拐杖，衣袖应宽松舒适，发现异常及时处置。

6. 注意事项

（1）去除敷贴时应从导管远心端到近心端，防止导管拉出。

（2）消毒穿刺部位皮肤 3 次（第一次顺时针，第二次逆时针，第三次顺时针）。

（3）消毒接头时用 75% 乙醇棉球反复擦拭 15 次。

（4）PICC 导管阻塞时不可用力推注，避免导管破裂，应停止注射并寻找解决方法。

（5）更换正压接头、导管连接处用 75% 乙醇棉球消毒旋转 15 次。

（6）75% 乙醇棉球消毒皮肤时间 ≥ 15 秒。

（7）应先换药再冲管。

（8）去除所有导管固定的胶布。

（9）强调正压带液封管，一般不使用导管抽血、输血，如抽血后应更换正压接头。

（10）无菌敷贴无张力固定，敷贴平整无卷边。如有松动、汗液浸湿、穿刺点出血、敷贴卷边等应立即更换。

七、急救技术

心肺复苏（单人施救）

1. 评估环境　确保现场环境的安全性。

2. 操作前准备

（1）护士准备：仪表端正，衣帽整洁，洗手，戴口罩。

（2）用物准备：按压板、面罩、治疗碗、纱布、听诊器、血压计、手电筒。

3. 判断观察要点

（1）判断患者意识：呼叫患者，轻拍患者肩部，大声呼叫患者："您醒醒"。

（2）确认患者无意识，立即启动救护应急系统并准备好除颤仪。

（3）确认患者颈动脉的搏动情况：同时注视观察胸廓起伏情况，用示指和中指指腹触摸患者气管的正中位置（相当于喉咙的位置），向两边延伸到胸锁乳突肌前端的凹陷处。判断 5 ～ 10 秒。

（4）无颈部动脉的搏动，立刻进行胸外心脏按压并记录时间。

4. 操作过程

（1）胸外按压

1）抢救摆位：患者头颈躯干平直无扭曲，抢救者跪于患者一侧。

2）去枕平卧：确保患者仰卧在坚固的平面上（如为软床，背部垫按压板）。

3）解开衣物：立即暴露胸部，松解腰带，双手放于躯干两侧。

4）快速定位：双乳头与前正中线连接处或胸骨中下1/3处。一手掌根置于按压部位，另一手掌根压在此手手背上，手指交叉或翘起，肘部伸直，利用身体重力向下开始按压，按压时肩、肘、腕关节呈一直线。

5）按压幅度：伸直肘部，快速用力向下按压，幅度至少5cm，但应避免超过6cm（儿童约为5cm、婴儿约为4cm），按压同时观察面色。

6）有效回弹：每次按压后放松胸廓使其回弹，但双手掌根保持固定位置，不离开胸壁。

7）按压频次：100～120次/分的平稳方式按压，不要停止按压10秒以上[30次/（15～18秒）]。

8）复苏方式：按压：通气比例为30：2。

（2）开放气道

1）检查口腔分泌物，并取下活动义齿。

2）将患者头偏一侧，操作者用纱布包裹示指和中指，清除口鼻腔分泌物（评估无分泌物时可不做此步骤）。

3）将患者头部置于中立位。

4）开放气道的方法

方法一：仰头提颏法。抢救者一手置于患者前额，手部用力使其头部后仰。另一手手指置于患者的下颌骨下方，向上抬起下颌。

方法二：双手抬下颌法（适用于头、颈损伤患者）。①抢救者将双肘部放于患者头部两侧；②双侧手指置于患者的下颌角下方，同时提起下颌，使下颌前移，头部后仰；③双手拇指推开下唇，使患者打开口腔。

（3）口对面罩人工呼吸

1）以患者鼻梁作参照，把面罩放于患者面部。

2）左手拇指和示指将面罩紧密扣住患者口鼻，并按压固定，其余三指托起下颌使患者头部后仰，打开气道。

3）口对面罩吹气，同时观察胸廓起伏状况。

4）每次吹气时间1秒。

5）吹气完毕，使胸廓自行回缩将气体排出。

6）注意观察胸部复原情况。

7）连续吹气2次取下面罩。

（4）判断

1）按压：5个周期CPR后监测颈动脉搏动及呼吸5～10秒，如颈动脉搏动及自主呼吸恢复，则复苏成功，记录时间。

2）评价：瞳孔缩小，神志恢复；面色、口唇、指甲转为红润；上肢收缩压达到

60mmHg；观察病情并给予进一步生命支持。

3）口述：如心跳呼吸没有恢复，再继续以上 5 个循环操作后再判断。除颤仪依据患者紧急病情使用。

5. 操作后

（1）安抚患者，协助取舒适，整理床单位。

（2）正确处理用品。

（3）手消毒，记录。

6. 指导要点

（1）发现无呼吸或不正常呼吸（喘息样呼吸）的心搏骤停成人患者，应立即进行 CPR。

（2）按压时双肘关节伸直，利用重力垂直向下按压，抬起手掌根时不能离开胸壁。

（3）每次按压尽量减少中断，更换按压者应在 5 秒内完成，面罩吹气时要紧扣口鼻，防止漏气，避免过度充气。

（4）口对鼻人工呼吸法适用于口腔严重损伤或牙关紧闭患者，口对鼻人工呼吸法适用于婴幼儿。

7. 注意事项

（1）在进行人工呼吸时，不应过度吹气，以防止患者胃部膨胀。

（2）在进行胸外心脏按压时，必须保证其频率和深度充足，尽量避免中断。

（3）患者头部适当放低并偏一侧，以防按压时呕吐物逆流至气管。

（齐红艳　尚全伟　李　丽）

第9章 >>
家庭医生签约服务管理

第一节 概　述

在当今社会,健康成为人们日益关注的核心议题,而家庭医生签约服务管理则应运而生,成为医疗卫生体系中至关重要的一环。家庭医生签约服务管理是一项具有深远意义和积极影响的创新性举措。它旨在建立一种紧密的医患合作关系,以家庭为单位,以社区为基础,为居民提供综合性、连续性、个性化的医疗健康服务。

家庭医生服务团队通常由具备专业知识和丰富经验的医生、护士及其他相关专业人员组成。他们通过与居民签订服务协议,承担起守护居民健康的重要责任,家庭医生团队不仅提供日常的疾病诊治,更注重疾病的预防、健康促进及慢性病的管理。他们深入了解签约居民的健康状况、生活习惯、家族病史等,为每一位居民制订专属的健康管理计划。

家庭医生签约服务内容涵盖广泛,包括定期的健康检查、健康评估与咨询、疾病预防接种指导、合理用药指导等基本医疗服务。对于患有慢性病的居民,家庭医生团队会进行长期的跟踪管理,监测病情变化,调整治疗方案,以确保疾病得到有效控制。同时,积极开展健康教育活动,普及健康知识,提高居民的自我保健意识和能力。

家庭医生签约服务管理对于推动医疗卫生体制改革也具有重要意义,有助于缓解大医院的就医压力,促进分级诊疗制度的落地实施。同时,通过家庭医生与上级医疗机构的紧密协作,实现医疗资源的有效整合和共享,提高医疗卫生服务的整体效率。

家庭医生签约服务管理以居民的健康需求为出发点,通过专业的团队、全面的服务内容和科学的管理机制,为居民打造健康的坚实护盾。

(赵显芝)

第二节　家庭医生签约服务管理内容

家庭医生签约服务管理作为医疗卫生领域的一项重要举措,涵盖了丰富而全面的内容。家庭医生签约服务管理内容通常包括以下几个方面。

1.建立和完善居民健康档案是基础工作之一,详细记录居民的基本信息、既往病史、家族病史等,为后续的健康管理提供重要依据。

2.健康评估是关键环节,家庭医生团队会定期对签约居民进行全面的身体检查和健康状况评估，包括生理指标检测、心理健康评估等，以准确把握居民的健康态势。

3. 在此基础上，制订个性化健康服务计划，并针对不同居民的具体情况和需求，规划合理的预防保健策略、疾病管理方案及康复指导措施。

4. 基本医疗服务是核心内容之一，家庭医生提供常见病、多发病的疾病诊疗，确保居民在基层就能得到及时有效的治疗，同时进行合理的用药指导，保障用药安全。

5. 对于慢性病患者，实施规范化的管理，同时密切监测病情变化，调整治疗方案，提高患者的自我管理能力，有效地改善健康状况。

6. 预防保健服务至关重要，包括各类疫苗的接种安排、健康教育讲座的组织开展、日常健康咨询的随时响应等，全面提升居民的健康意识和预防疾病的能力。

7. 对重点人群，如老年人、儿童、孕产妇、残疾人等，提供有针对性的特别服务，满足他们的健康需求。

8. 当病情需要时，家庭医生及时安排向上级医院转诊，并做好跟踪协调；康复期则转回基层进行后续管理。

9. 预约服务让居民就医更加便捷高效，减少排队等待时间。

10. 跟踪随访服务贯穿始终，无论是治疗效果的跟进还是康复情况的监测，都体现了家庭医生签约服务管理的持续性和责任感。

家庭医生签约服务管理内容全面且系统，为居民提供全程、连续、综合的医疗健康服务，切实提升居民的健康水平和生活质量，进一步推动医疗卫生服务体系的完善和发展，为民众的健康福祉保驾护航。

（李　怡　张　娟）

第三节　家庭医生签约服务职责分工

在家庭医生签约服务体系中，明确的职责分工是确保服务高效、有序开展的关键。

1. 家庭医生作为核心角色，承担着众多重要职责。首先，他们要负责与签约居民建立良好的医患关系，深入了解居民的健康状况和需求，为以后的健康服务提供更有针对性的指导。其次，要认真履行日常的诊疗服务，对常见病、多发病进行准确诊断和治疗，对慢性病患者进行长期的跟踪管理，调整治疗计划，确保病情稳定。同时，家庭医生还需积极开展健康教育，传播健康知识和理念，提升居民的健康素养和自我保健能力。

2. 护理人员在家庭医生签约服务中也发挥着不可或缺的作用，需要协助医生进行日常的医疗护理工作和患者的护理指导，包括疾病护理要点和康复护理方法等。积极参与健康教育活动，向居民传授健康知识和护理知识。

3. 公卫人员负责公共卫生服务方面的工作，需要做好居民健康档案的管理和更新，确保信息的准确性和完整性；开展慢性病和传染病的监测与防控，及时发现和处理潜在风险；承担健康促进活动的策划和执行，营造良好的健康氛围。

整个服务过程中，家庭医生团队成员需密切协作、相互配合，定期开展团队会议，交流工作情况，共同解决遇到的问题。通过明确的职责分工和紧密的团队合作，家庭医生签约服务能够为居民提供全面、连续、优质的医疗健康服务，切实保障居民的健康权益，为

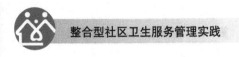

构建和谐、健康的社会环境贡献力量。

（李红岩）

第四节　家庭医生签约服务模式建设

家庭医生签约服务模式建设是医疗服务体系改革的重要趋势之一。通过建设家庭医生签约服务模式，可以提高基层医疗服务的效率和质量，满足公众对医疗服务的需求，实现医疗资源的优化配置和可持续发展。因此，我们应积极推动家庭医生签约服务模式的建设，为构建更加完善、高效的医疗服务体系贡献力量。

一、家庭医生签约服务模式建设背景

1.政策推动　近年来，我国政府高度重视医疗卫生服务体系的改革和创新。多项政策文件明确提出，要推动家庭医生签约服务模式，将其作为深化医疗卫生体制改革的重要内容。

2.人口老龄化　随着我国人口老龄化趋势的日益加剧，老年人对医疗服务的健康需求日益增长。家庭医生签约服务模式能够为老年人提供更加便捷、连续的医疗卫生服务，从而解决老年人看病难、看病贵的问题。

3.慢性病管理　家庭医生签约服务模式强调全面健康管理，通过早期干预、连续监测和有效治疗，可以帮助患者更好地控制病情，降低并发症的发生。

4.医疗服务下沉　传统的医疗服务模式往往集中在城市大型医疗机构，基层医疗服务能力相对薄弱。家庭医生签约服务模式能够将优质的医疗资源下沉到基层，从而实现医疗资源的均衡分布。

5.居民健康意识提高　随着生活水平的提高和健康教育的普及，居民对健康的重视程度不断提升。家庭医生签约服务模式能够帮助他们建立健康的生活方式，提高健康素养。

二、家庭医生签约服务模式优势与特点

1.便捷性　签约居民无须频繁更换医生，即可获得长期、连续的健康管理服务，节省了就医时间与成本。

2.个性化　根据签约居民的健康需求与状况，提供定制化的健康管理计划与服务。

3.全面性　涵盖了预防、诊疗、康复等多个环节，为签约居民提供全方位的健康保障。

4.连续性　家庭医生团队与签约居民建立长期稳定的合作关系，确保健康管理的连续性与有效性。

三、家庭医生签约服务模式实施策略

1.服务团队组建　组建以全科医师为核心，护士、公共卫生医师等为成员的家庭医生团队，确保团队成员具备相应的专业资质和服务能力。

2.服务协议　制订标准化、规范化的服务协议，明确服务内容、服务方式、服务频次等，确保双方权益得到保障。

3. **健康管理服务**　为签约居民建立健康档案，提供健康指导、慢性病管理、预防保健等健康管理服务，提高居民健康水平。

4. **基本医疗服务**　为签约居民提供常见病、多发病的基本诊疗服务，开展预约诊疗、上门服务、家庭病床等便利化医疗服务。

5. **公共卫生服务**　协助开展免疫规划、传染病防控、妇幼保健、老年人健康管理等公共卫生服务，提高居民公共卫生意识。

6. **医疗资源共享**　与上级医疗机构建立协作关系，实现资源共享、双向转诊，为签约居民提供连续、便捷的医疗服务。

7. **信息化支撑**　利用信息化手段，建立家庭医生签约服务信息管理系统，实现居民健康信息的电子化管理，提高服务效率和质量。

四、基本医疗服务签约模式

基本医疗服务签约模式是家庭医生签约服务的基础，主要提供常见病、多发病的中西医诊治，合理用药和转诊预约等服务。家庭医生与居民建立长期且稳定的契约关系，为居民提供全面、连续的健康管理服务。主要包括内容如下。

1. **健康档案管理**　医疗机构给签约居民建立健康档案，记录居民的基本信息、健康状况、疾病史、过敏史等，以便为居民提供针对性的医疗服务。

2. **定期健康检查**　根据居民的年龄、性别、健康状况等因素，制订个性化的体检计划，并定期进行健康体格检查，尽早发现潜在的健康问题。

3. **健康教育与咨询**　通过举办讲座、发放宣传资料等多种方式，向签约居民普及健康知识，提供健康咨询，帮助居民建立健康的生活方式。

4. **慢性病管理**　针对签约居民中的慢性病患者，制订个性化的管理方案，提供定期随访、药物治疗、生活方式指导等服务，控制疾病进展，提高患者生活质量。

5. **孕产妇保健与儿童保健**　为签约的孕产妇和儿童提供全面的保健服务，包括产前检查、分娩服务、儿童体检、免疫接种等，保障母婴安全和儿童健康成长。

6. **急诊与住院服务**　签约居民在面临急诊或住院需求时，可以享受到优先就诊、优先住院等便利服务，确保及时得到救治。

7. **双向转诊服务**　当签约居民需要更高级别的医疗服务时，医疗机构可以为其提供转诊服务，确保患者能够得到及时、有效的治疗。同时，当患者在高级别医疗机构治疗稳定后，也可以转回基层医疗机构进行后续康复和管理。

五、特色化家庭医生签约服务模式

特色化家庭医生签约服务模式是一种基于全人、全程、全家的健康管理理念，以家庭医生为核心，通过签约的方式建立起家庭医生与居民之间的长期、稳定的服务关系。该模式强调预防、治疗、康复和健康管理的有机结合，注重提供个性化、精准化的健康服务。

1. **"基础包＋个性包"签约服务模式**　随着社会的进步和居民健康意识的提高，家庭医生签约服务逐渐成为了社区居民健康管理的重要选择。家庭医生签约服务分为"个性包"和"基础包"两种，以满足不同居民的健康需求。

（1）基础包内容

1）健康档案管理：为居民建立电子健康档案，记录居民的健康信息，方便随时查询和更新。

2）健康咨询与教育：提供健康咨询服务，解答居民的健康问题，并提供健康教育，提高居民的健康素养。

3）基本医疗服务：提供常见疾病的预防、诊断和治疗服务，包括基本药物处方、一般检查和治疗等。

4）慢性病管理：对患有慢性病的居民进行定期随访和管理，提供个性化的健康指导和治疗方案。

5）特殊人群的健康管理：提供相应的保健服务。

（2）个性包内容

1）个性化健康管理计划：根据居民的健康状况和需求，制订个性化的健康管理计划。

2）专业医学检查：提供专业的医学检查服务，如心电图、血糖监测、超声检查等，以便及时发现潜在的健康问题。

3）慢性病专项管理：针对患有特定慢性病的居民，提供更为专业的管理和治疗方案，包括定期随访、病情监测、药物调整等。

4）家庭访视服务：为行动不便的居民提供上门访视服务，方便居民在家就能享受到专业的医疗服务。

5）高端医疗资源预约：为居民提供高端医疗资源的预约服务，如三甲医院的专家号、特殊检查等。

为了保障签约服务顺利开展，坚持保障供给理念，在人员不足、能力不足的村居暂缓开展签约，以便能够逐步掌握签约服务制度的规律性，保证成效的客观性。针对存在健康问题、需求较多、有对应个性包的对象进行重点宣传，不盲目推介。家庭医生人均个性化签约量控制在100户左右，防止多签后服务打折扣，影响群众满意度；强化"续签率"指标；坚持需求导向理念，不断丰富内涵。通过设置智能监护型和复合型服务包，增加居民养老签约服务包，把贫困人口、残疾人及计划生育特殊家庭纳入签约服务范围等措施，适时调整服务包结构，丰富服务包内涵。

2. 医养护结合签约模式　医养护一体签约服务模式是一种集医疗、养老、康复、护理等多功能于一体的综合性服务模式。它通过与居民签订长期服务合同，为居民提供全方位、连续性的医疗和养老服务。该模式旨在实现医疗和养老服务的无缝对接，提高居民的生活质量和健康水平。

"医养护一体化"服务的特色内容：对于年老体弱、行动不便和重点慢性病患者等参保人员，签约并经医生评估后，便可享受医保规定开展的家庭病床诊疗服务，包括基本医疗、预防保健、慢性病管理、健康教育、养老服务、治疗和康复训练等服务。医疗机构将为居民提供定期的健康检查、疾病预防和治疗服务，确保居民的健康状况得到及时有效的管理。提供生活照料、精神慰藉、康复护理等服务。养老机构将根据康复居民服务的实际需求，针对提供有合适的康复住宿需求的条件和居民日常，护理服务提供，康复确保评估居民的生活质量康复。康复机构将制订个性化的康复方案，帮助居民恢复身体功能，提高生活质量。

3."1+1+1"签约服务模式 随着分级诊疗制度的应运而生，"1+1+1"模式是由一家社区卫生服务中心、一家区级医院和一家市级医院组成的医疗组合，成为了推进分级诊疗制度的关键一环。社区卫生服务中心采取家庭医生分片包干的形式，1 名家庭医生或 1 个团队负责 1 个居委会。在自愿的前提下，居民可就近前往任意一家社区卫生服务中心（居住地或户籍地均可），通过签约信息平台自愿选择新型签约服务模式，签约主要服务内容包括基本医疗、便捷配药、预约及转诊、健康管理、慢性病管理、健康指导。优先满足 60 岁及 60 岁以上老年人及慢性病患者的签约服务需求。居民签约后可在"1+1+1"内任何一家医疗机构就诊，享有各项优惠倾斜政策，包括个性化健康管理方案、预约上级医院号源与转诊等；相比以往的传统签约模式，新模式更加明确服务的内容及标准，提供更加针对性的签约服务并更加稳固的保证服务的质量和可持续性，推动家医工作的健康发展。在家庭医生服务方面，虽然签约率达到了较高水平，但签约居民在诊疗行为上仍倾向于前往上级医院。这可能与居民对基层医疗机构的信任度、服务质量等因素有关。同时，签约居民在需要转诊时选择到社区医院的比例相对较高，这在一定程度上说明了"1+1+1"模式已经发挥了一定的作用。

4."三师共管"签约服务模式 "三师共管"模式是指由专科医师、社区卫生服务机构的全科医师和健康管理师共同组成的医疗服务团队，为居民提供全方位、连续性的医疗健康服务，包括上门服务、预约服务等人性化、一体化与多样化的整体医疗服务，其相关后勤保障工作则由各基层医疗卫生机构人员负责。为配合家庭医生制度的推行，特设"健康管理师"专岗，专项培训基层护士、计生管理员等参与健康管理。出于充分利用医疗资源的目的，三方医疗人员展开精诚合作，转移部分可在社区获得治疗的慢性病患者，形成更加完善的医疗结构。不同的职责有不同的分工：专科医师作为医疗团队中的技术权威，凭借其丰富的临床经验和深厚的专业知识，负责对疑难重症进行精准诊断，并制订科学合理的治疗方案。他们是医疗服务的技术支撑，为患者解决复杂的健康问题提供了可靠的保障。全科医师则是患者身边的健康守护者，他们熟悉社区环境和居民的健康状况，能够为常见病、多发病提供及时有效的诊疗服务。同时，全科医师还承担着执行专科医师治疗方案、对患者进行日常管理和随访的重要职责。他们与患者建立起长期稳定的医患关系，为患者提供持续的医疗关怀。健康管理师在这一模式中扮演着不可或缺的角色。他们通过开展健康教育、进行健康评估、制订个性化健康管理计划，帮助患者改善生活质量、提高自我管理能力。健康管理师不仅关注患者的疾病治疗，更注重预防和康复，致力于提升患者的整体健康水平。"三师共管"不仅形成"医防融合、防治结合"的签约服务模式，而且"上下联动"，极好地解决了患者的信任度问题。在此基础上，政府还加大补贴力度，适当放宽用药限制，力促上述措施的实行。"三师共管"模式实现了优质医疗资源"重心下移"、慢性病防控"关口前移"、科学分级诊疗"服务连续"的有效实现路径。

（张芙蓉　张红妹　杜忠军）

第五节 居民健康档案管理

居民健康档案管理是指收集、整理、储存、管理居民健康信息的过程。随着医疗技术的不断发展和广大群众对卫生管理的重视，居民健康档案管理工作在近几年中有了一定的提高。一是居民健康档案管理工作以数字化技术的应用为动力，通过电子健康档案系统，医疗机构可以更加方便地记录和管理居民的健康信息，实现信息的共享和互通。此举在提升医疗服务效率的同时，也将更全面的病历资料提供给医生以提升诊疗水平。二是居民健康意识的提高有助于健康档案管理工作的发展与提高。越来越多的居民意识到健康档案的重要性，积极参与健康档案管理，主动了解自己的健康信息，有助于及时发现健康问题并采取相应的预防和治疗措施。

未来，随着信息技术的不断创新和医疗服务的不断完善，居民健康档案管理将会更加智能化、便捷化，为居民的健康提供更好的保障。

一、服务人群

居民健康档案的服务人群主要是辖区内常住居民，其中包括一般人群、老年人、慢性病患者、0～6岁儿童、孕产妇、肺结核患者、严重精神障碍患者等。

居民健康档案管理流程如下。

1. 档案建立　基层医疗机构应建立完整的居民健康档案，包括个人基本信息、既往史、过敏史、用药史等内容。档案建立应在患者初次就诊时进行，确保及时记录和更新信息。

2. 信息记录　医护人员应及时记录患者的诊疗信息、用药情况、检查结果等内容，并确保信息的准确性和完整性。信息记录应遵循规范化的操作流程，避免遗漏和错误。

3. 定期复核　定期对居民健康档案进行复核和更新，确保信息的时效性和准确性。复核内容包括患者的体检记录、用药情况、生活状况等，以及对档案的完整性和规范性进行评估。

二、服务效率和质量

（一）完善数据采集与录入

加快推进医疗信息化建设，建立电子健康档案系统，实现信息的快速采集、传输和共享。制定统一的数据采集标准，确保数据的准确性和一致性。通过培训医务人员，提高数据采集技能，避免错误记录。

（二）提高数据质量

建立健康档案审核机制，定期对数据进行审核，确保数据的完整性和准确性。规范健康档案数据的录入流程，明确责任人和操作规范，避免数据录入过程中的错误和遗漏。

（三）加强隐私保护

加强隐私法规建设，明确居民健康档案数据的保护范围和权益，严禁未经授权的个人健康信息的获取和使用。建立健康档案数据的访问权限管理制度，只有授权人员才能访问和操作健康档案数据。

（四）简化流程，创新管理模式

在医疗机构内设立健康驿站，为居民提供便捷的建档和查询服务。利用云计算技术实现居民健康档案的互联互通，方便医务人员、居民及家庭对健康档案的查询和管理。

（五）加强监督与管理

建立档案质量控制制度，定期通报档案抽查情况，并将抽查结果纳入年度绩效评价内容。对核查到不真实、不完整或不合格的档案要及时督促整改，进一步提升工作质量。

以上措施旨在确保居民健康档案管理的系统化和规范化，有效提高居民健康档案管理的效率和质量，为居民提供更好的医疗服务。

三、居民健康档案的意义

（一）掌握居民基本情况与健康现状

居民健康档案详细记录了居民的基础健康信息、疾病发生和发展过程、治疗和转归情况等，对基层医务人员全面了解居民的健康状况有极大的帮助。

（二）提供全科医疗服务

居民健康档案使医务人员能够更准确地评估居民的健康状况，为居民提供更为全面、系统、连续的全科医疗服务。

（三）有助于解决居民主要健康问题

医务人员通过掌握居民健康档案中的信息依据，能够发现居民存在的主要健康问题，并据此制订个性化治疗方案和预防措施。

（四）支持全科医学教学与科研

居民健康档案为全科医学教学和科研提供了丰富的实践素材和数据支持，有助于推动全科医学的发展和创新。

（五）有助于评价社区卫生服务质量和技术水平

居民健康档案是评价基层医疗卫生机构服务质量和技术水平的重要依据之一，通过对比分析不同社区的健康档案数据，可以客观地评估社区卫生服务的效果和水平。

（六）提高诊疗效率

居民健康档案因信息化具有集中存储，快递输入检索查询的功能。基层医务人员可以查看各种诊疗信息，有利于居民健康信息资源的共享，同时也大大提高了诊疗效率和居民健康档案的利用率。

综上所述，居民健康档案在保障居民健康、提高医疗服务质量、推动医学发展等方面都具有十分重要的意义。

（孙　莹）

第 10 章 <<
特需人群健康管理

第一节 概　述

随着社区卫生服务的不断深入与发展，特需人群的健康管理日益受到社会各界的关注。特需人群，包括儿童、妇女、老年人，但不仅限于此，还有慢性病患者、伤残患者、结核病患者、严重精神障碍患者及生命终末期患者等，他们的健康管理能够提高整体居民健康水平，提升社区卫生服务质量。特需人群的健康管理是一个全面而细致的过程，针对不同人群的特殊需求和健康状况，提供个性化的服务。

一、儿童健康管理

儿童是国家的未来，他们的健康状况直接影响到社会的未来。社区卫生服务机构应为儿童提供定期的健康查体、预防接种、健康指导、儿童疾病的早期诊断及干预等相关医疗卫生服务。同时，对于儿童的心理健康也应给予足够的关注，及时发现并干预可能存在的心理问题，确保儿童在身体和心理上都能健康成长。

二、妇女健康管理

妇女在生理和心理上都有其特殊性，社区卫生服务机构应为妇女提供针对性的健康管理服务。内容包括但不限于孕产期保健、妇女常见疾病的预防及早期干预、妇女恶性肿瘤如宫颈癌、卵巢癌、乳腺癌等疾病的早期筛查、更年期健康管理及心理健康指导等。通过这些服务措施，降低女性疾病的发生率提高妇女恶性肿瘤的早期筛查率，提高女性生活质量及整体的健康水平。

三、老年人健康管理

随着人口老龄化的加剧，老年人的健康管理成为社区卫生服务的重要内容。针对老年人，应提供定期的健康查体、慢性病管理、常见病多发病的筛查、治疗及护理、科普健康宣教等服务。同时，还应关注老年人的心理健康，提供必要的心理咨询和支持。

四、慢性病患者健康管理

慢性病已成为当前主要的健康问题之一，社区卫生服务机构应为慢性病患者提供全面的健康管理服务。这包括建立健康档案、定期随访、用药指导、生活方式干预等。通过这些措施，帮助患者有效控制病情，降低并发症的发生率，提高生活质量。

五、伤残患者健康管理

伤残患者因身体功能的限制，需要更为细致和周到的健康管理服务。社区卫生服务机构应为伤残患者提供康复指导、辅助器具的使用指导、心理支持等服务。同时，还应关注伤残患者的家庭环境和社会支持情况，为他们提供必要的帮助和支持。

六、结核病患者健康管理

结核病是一种严重传染病，对患者的健康和社会都有较大影响。社区卫生服务机构应为结核病患者提供规范的治疗和管理服务，包括定期的检查、药物治疗的监督、生活方式的指导等。同时，还应加强结核病的宣传和教育，提高居民的防治意识。

七、严重精神障碍患者健康管理

严重精神障碍患者是社区卫生服务中的特殊人群，他们需要更为专业和细致的服务。社区卫生服务机构应与精神卫生机构密切合作，为患者提供规范的治疗和管理服务。同时，还应关注患者的社会功能和生活质量，提供必要的心理支持和社会康复服务。

八、生命终末期患者健康管理

安宁疗护，主要照护对象为处于生命终末期的患者和家属，为他们提供更多的关怀和支持。社区卫生服务机构应为生命终末期患者提供全面的照护服务，包括疼痛控制、心理支持、人文关怀等。通过这些服务，可以提升患者的生命质量，让他们在生命终末期得到应有的尊重和照护。

以下是特需人群健康管理的一些具体内容。

1. 定期健康检查　特需人群需要定期进行全面的身体检查，包括常规检查和专项检查，以便及时发现潜在的健康问题。对于老年人、慢性病患者等重点人群，检查频率可能需要更高。

2. 健康风险评估　根据个人的生活习惯、家族病史、既往病史等信息，进行健康风险评估，预测可能发生的健康问题，为制订个性化的健康管理计划提供依据。

3. 个性化健康管理计划　根据不同个体的身体情况，有针对性地进行相应的健康指导，量身打造个性化的健康管理方案，包括饮食调整、运动指导、药物使用建议等，旨在改善不良生活习惯，有效控制疾病进展，提高生活质量。

4. 预防保健与疾病控制　针对特需人群常见的疾病和并发症，开展预防保健工作，如疫苗接种、健康教育等。对于已经患病的人群，通过规范的治疗和管理，延缓疾病的进展，降低相关并发症的发生率。

5. 心理健康关怀　特需人群往往面临较大的心理压力和困扰，因此需要提供心理咨询服务，帮助他们建立积极的心态，提高应对压力的能力。对于严重精神障碍患者，还需要提供专业的精神卫生服务。

6. 康复与护理服务　伤残患者、康复人士等特需人群，需要更专业的医疗服务，尤其是康复与护理服务，能够帮助他们改善生活质量，提高生活幸福感。

7. 健康教育与培训　通过开展健康讲座、录制科普视频、制作宣传海报等形式，提高特需人群对健康问题的认识和自我保健能力，引导他们养成健康的生活方式。

此外，针对不同特需人群的特点和需求，还可能需要提供其他特定的服务，如儿童的生长发育监测、妇女的孕产期保健、宫颈疫苗的接种、老年人的跌倒预防等。

综上所述，特需人群的健康管理是一个综合性的过程，需要整合医疗、护理、康复、心理等多方面的资源，为特需人群提供全方位、个性化的服务。通过这些措施的实施，可以有效改善特需人群的健康状况，提高社区居民整体健康水平和生活质量。同时，家庭和社会也应给予特需人群更多的关爱和支持，共同营造一个健康、和谐的社会环境。

（陈娜娜　鲁娅琪）

第二节　儿童和青少年保健

儿童和青少年保健是促进儿童和青少年身心健康成长的重要保障措施。社区卫生服务中心的儿童保健工作以国家、省和市制定的服务规范为标准，面向辖区儿童开展健康监测与评估、健康教育与咨询、疫苗接种与防病策略推广、儿童疾病管理与处理、儿童安全与保护工作。同时与上级综合医院紧密连接，针对疑难及特殊情况实行双向转诊形成闭环管理，为辖区儿童和青少年提供全方位、个性化的保健服务，促进儿童和青少年的健康成长和全面发展。

一、0～6岁儿童保健服务项目

（一）新生儿入户访视

新生儿出院回家后1周内，妇保和儿保两名医师一起到新生儿家中进行访视。儿保医师了解新生儿出生时的情况、第一针乙肝疫苗和卡介苗是否及时接种，新生儿听力检查和新生儿疾病筛查情况等。此外，还应关注家庭居住环境、新生儿的喂养、睡眠、排便、黄疸、脐带是否脱落等状况、眼及口腔等方面的问题。为宝宝测量体温、记录其初始体重与身高，监测身体各项指标，使用经皮黄疸测试仪测量黄疸水平，与此同时创建《母子健康手册》。依据每个新生儿具体的情况，向父母提供有关哺育、脐带护理、成长发展、防止感染、避免受伤及口腔健康等建议。如若发现新生儿出生后没有接种卡介苗或乙肝疫苗，询问未进行接种的具体原因，如无接种禁忌证，应告知家长尽快到出生医院为新生儿进行补种。若发现有未能完成新生儿疾病筛查的新生儿，也应告知家长尽早到相关医疗机构进行采血筛查。对于那些患有先天性疾病或出生时早产或合并其他高风险因素的新生儿，我们应该按照实际需求提高家庭探访的频率并在相关文件上做好记录工作。

（二）新生儿满月健康查体

婴儿出生后的第28～30天，与注射乙肝疫苗第二次剂量同时执行的健康评估是在社区医疗中心完成跟进服务。主要关注并监测婴儿的喂养、睡眠、排便、黄疸消退程度等，同时进行身高、体重、头围的测量，听觉、视觉检查和眼保健光照反应检查、DDST心理行为筛查并再次进行斜颈、髋关节发育不良等筛查,对家长进行满月后健康指导并解答家长提出的疑问;评估能否接种相应月份疫苗,无禁忌可行预防接种,若有禁忌证不能接种或暂缓接种的应与家长做好沟通。

(三)婴幼儿健康查体

满月后的查体服务结合该年龄段的疫苗接种,均在社区卫生服务中心进行,分别在婴幼儿规定月龄进行,共 8 次。针对高危儿和专案管理婴幼儿,会适当增加保健次数。具体服务内容包括了解上次随访到本次随访期间婴幼儿的喂养和患病情况,进行体格检查,进行生长发育和心理行为发育评估,指导科学喂养、疾病预防、避免伤害、口腔保健等内容,根据婴幼儿的年龄进行眼睛反射、红球试验、眼位检查、屈光检查、听觉观察法检查、DDST 婴幼儿心理行为发育筛查、心理行为发育筛查、中医药健康管理等健康指导。在婴幼儿 6 ~ 8 个月、1.5 岁、2.5 岁时各进行 1 次血常规检测,6 个月、1 岁、2 岁、3 岁时各进行 1 次听力筛查。评价能否接种相应月份疫苗,无禁忌进行接种,若有禁忌证,不接种该疫苗或暂缓接种。

(四)4 ~ 6 岁学龄前儿童健康管理

4 ~ 6 岁学龄前期儿童每年 1 次健康查体,居住分散的孩子的健康管理在社区医疗中心完成,集体生活的幼儿园小朋友们则会集中在幼儿园进行统一查体。服务的项目包含以下几点:①了解孩子们在此前的访问后直至此次访问期间所经历的疾病状况及过敏反应;②对他们的身体素质与心理发展做出评价;③血液指标测试(如红细胞计数)及视力和屈光筛查;④针对成长过程中的营养需求、疾病的防治、防止意外事故的发生、牙齿保护和眼部护理等方面给予专业的建议和指导。此外,每个准备接种疫苗的儿童都需要询问是否有任何禁忌的情况存在,如果一切正常,在完成体检之后接种疫苗。

(五)健康问题的闭环管理

对于辖区内存在高危因素的新生儿登记管理,增加查体频次,及时发现问题,及早指导干预。对于辖区内早产儿根据风险等级实行专案管理或者转诊上级医院管理,待病情稳定后转回社区卫生中心实行专案管理。对于在健康管理过程中识别出的发育迟缓、营养不足、佝偻病、贫血或者单纯型肥胖等问题的孩子,对其病因进行分析,提供相应的健康指导意见或是转诊上级医院进一步诊治。针对存在发育迟缓或有心理和行为发展问题的儿童,牙齿状况欠佳,磨牙龋,视力和听觉能力低于正常水平的儿童,及时转诊并登记、追踪、随访转诊后结果。

二、0 ~ 6 岁儿童保健服务流程

1. 新生儿信息的获得。新生儿信息的及时获得是 0 ~ 6 岁儿童保健工作规范开展的必要保障。建立医院 - 社区卫生服务中心的互联互通、信息共享势在必行。社区服务中心在产妇分娩后能及时从系统获取分娩相关信息,按照产妇提供的修养地址,所在社区服务中心在产妇分娩后 1 周内与产妇及时进行沟通,预约上门时间,完成入户访视。

2. 满月后婴幼儿的儿童保健工作与卫生服务中心预防接种工作紧密结合,为儿童的身体健康和安全及时接种疫苗保驾护航,同时不断提高 0 ~ 6 岁儿童健康系统管理率。满月后儿童保健服务结合疫苗接种在卫生保健服务中心儿童保健室开展。满月后每次疫苗接种

前先到儿童保健室接受规范健康查体和个性化的健康教育，询问并检查有无相应月份疫苗接种禁忌证，如果有疫苗接种禁忌证，不予接种相应疫苗。询问并检查后没有接种禁忌证，再行接种相应月份的疫苗。

3.4～6 岁学龄前儿童保健查体在幼儿园统一开展。每年三、四月份，儿童保健室工作人员调集骨干成员在幼儿园老师的大力支持下为辖区幼儿园孩子们开展规范健康查体和健康教育工作。为每一位孩子开具个人健康报告，把查体项目、查体结果、注意事项及必要时的转诊建议告知家长，保障孩子们的身心健康发展。学龄前儿童如有补种或需接种 6 岁疫苗，接种前需要先到儿童保健室健康查体，询问并检查有无相应接种禁忌证，无禁忌证再行疫苗接种，确保每次疫苗接种安全。

三、0～6 岁儿童保健工作质量管理

儿童保健工作要求高质量完成各项工作指标，儿童保健考核表的信息化和及时填报是对这一工作进行评估和监督的重要手段。通过考核表的及时填报和上传，每月系统对数据进行综合分析，掌握工作完成情况，通过数据分析可以对儿童保健服务的质量、效果等方面进行量化评估，从而发现工作中的优点和不足，为进一步改进和优化工作提供依据。填报过程中，需要遵循严格的规范和标准。确保数据的真实性、准确性和完整性是基本原则。

四、学龄期及青春期保健重点

学龄期及青春期保健主要采用健康查体和开展健康教育的方式进行。儿童保健工作人员定期走进中小学校园，同学校卫生老师密切合作，根据各年龄段特点进行针对性的健康管理和健康宣教工作。

（一）学龄期

学龄阶段是身心发展的关键时期，学龄儿童保健包括身体健康、心理健康、营养均衡、运动锻炼以及良好的生活习惯培养等。

1. 营养及运动并重，增强体质　学龄期儿童生长发育旺盛，骨骼肌肉系统发育较快，应强调营养及运动并重，增强体质。学龄期体重每年平均增加 3～5kg，平均每年身高增长 5～7cm，因此阶段的生理特点活泼好动，身体快速成长，需要的能量和营养素相对要高于成年人，而且不同年龄和性别的儿童膳食营养需求也存在明显差异。学龄期儿童膳食要在营养的质量方面给予保证，建议每天进食种类 12 种以上、营养成分齐全、比例合适，遵守合理膳食、均衡营养的原则。这个年龄段的儿童必须给予优质的早餐，同时也要对营养丰富的午餐予以足够的关注。还应该注意从儿童时期开始培养健康的生活方式，通过多种形式，如简单通俗的科普宣教，引导儿童避免挑食、过度进食或过分依赖零食等问题的发生，提高儿童整体的身体素质。

适当的体育锻炼和户外活动不仅能够增强体质，还能提高儿童的注意力、反应能力、学习效率和预防近视等。幼儿园及家庭应积极组织并鼓励儿童参与各种体育活动，如跳绳、跑步、游泳、球类运动等，让儿童远离电子产品，保证身心的健康发展。

2. 生长发育监测及疾病防治　身体健康是基础，学龄前儿童每年要进行一次身体健康检查，监测生长发育情况，及时发现体格生长偏离及心理异常，以便及早进行干预。通

过定期的、全面的检查，及时发现各种急、慢性疾病及身体发育问题，防止流行疾病的传播，对常见的眼部、牙齿、脊椎侧弯、扁平足等问题实施有效的预防与矫正，同时有计划地开展视、听和口腔保健的宣传教育工作。确保学龄儿童拥有良好的身体状态来应对学习和生活。

3. 关注心理发展，促进心理健康　学龄期儿童认知能力发展迅速，行为控制能力也逐渐增强。学龄前儿童也处在社会化和人格发展的初始阶段，随着学业压力的逐渐增大，以及社交环境的日益复杂，可能会面临焦虑、抑郁、自卑等心理问题，心理健康不容忽视。应密切关注孩子的情绪变化和行为表现，给予他们足够的关爱和支持，为他们提供温暖的环境，鼓励他们表达内心的感受。开设心理健康知识讲座，教导学龄儿童如何应对压力、处理人际关系，培养积极乐观的心态和良好的心理适应能力。

（二）青春期

青春期是社会心理和情感从儿童时期过渡到成人的重要时期，是人身心发展中极为关键的一个阶段。这一时期青少年的下丘脑激素调节发生改变，垂体、性腺和肾上腺功能逐渐成熟，激素分泌逐渐达到成人水平，体格发育进入第二生长高峰；身体各项功能逐渐成熟，尤其是第二性征开始发育并逐渐成熟；青春期生理上急剧的变化促使青少年对各种事情的认知和心理快速发展，此阶段是青少年价值观及人生观形成的重要时期，这个时期的青少年心理行为发育还处于不太成熟阶段，容易受社会环境的影响，需要家长的正确引导。

1. 青春期的生理变化特点　从孩童向成年转变的过程被称为青春期，由于下丘脑 - 垂体 - 性腺 - 肾上腺激素调节发育逐渐发育成熟，激素水平逐渐达到成人水平，身高、体重增长迅速，骨骼、肌肉发育成熟，体能增强，身体功能逐渐成熟。由于卵巢比睾丸发育早 1 ～ 2 年，女孩青春期较男孩早，相比之下，女性通常会在 10 ～ 12 岁的年龄段进入青春期，而男性则可能稍晚一些，是在 12 ～ 13 岁，直至 18 ～ 20 岁才完全度过这个阶段。

（1）性发育和第二性征发育：性发育是青春期重要的特征之一，包括内生殖器官（卵巢、睾丸）、外生殖器官（外阴）形态变化和生殖功能发育及成熟。对于男性，进入青春期后睾丸和阴囊会先发育，阴茎随后开始发育。睾丸是产生精子和雄激素的生殖腺体。对于女性而言，进入青春期第一性征的变化是外生殖器官由儿童形态转变至成年状态，阴阜变得凸出隆起，大阴唇变得肥厚，同时小阴唇亦变大且颜色加深。阴道长度和宽度增加，阴道黏膜变厚，子宫增大。第二性征指男女两性除了生殖器官以外的外貌特征区别，在男性表现为喉结突显、声音转粗、肌肉变得强健、嘴唇开始蓄须、四肢汗毛浓密、腋毛和阴毛增多等；在女方则呈现的是乳房逐渐发育隆起，乳头挺立，骨盆变宽，皮肤下的脂肪量上升，臀部变大，身材更加饱满。

（2）身高、体重增长迅速：这是人生中第二个生长高峰期，被称为青春期急速成长现象，是青春期到来的重要标志，也是性成熟的标志。身高的迅速增长与骨骼的发展依赖于诸如生长激素和甲状腺素激素的分泌增加，在这个年龄段，身高每年可增加 6 ～ 8cm，在身高增长高峰期，男孩每年可增长约 11cm。体重和胸围也都明显增加。一般情况下男孩在整个青春期的增长约 28cm，超过女孩身高增长。

（3）月经初潮和遗精：女性子宫内膜受性激素周期变化的影响，一般每 25 ～ 30 天经历 1 个周期，脱落的子宫内膜与血管破裂产生的血液一同排出，这种生理现象每月有规律的发生，称为"月经"。女性月经初潮一般在 10 ～ 15 岁，女孩月经初潮也只是生殖内分泌系统初达成熟，初潮后女性一般月经周期不规律，通常需要 6 个月到 1 年的时间开始有规律地按照固定的时间间隔排卵。而对男孩子而言，他们在这个阶段受到男性激素分泌的影响会出现梦遗的情况。

青春期持续约 10 年，青少年需要了解自身的性发育过程，社会、学校及家长要针对不同性格的青少年采用合适的方式给予性知识的普及，帮助他们了解性知识，正确对待性冲动，预防性侵犯和不良性行为，养成正确的性道德观念。学校应定期开展青春期卫生保健知识宣教，同家长共同承担起性教育的责任，以科学、客观、开放的态度为青少年提供准确的信息和引导，保证青少年平稳度过青春期。

2.青春期心理发展 青春期是心理发展从儿童时期向成熟期过渡的阶段。青少年心理发展受其生理状况影响很大，生理上的发育及成熟使青少年产生成人感，但心理发展的速度明显慢于生理发育成熟的速度。青少年在这个时期比较自我，希望自己在人际关系、为人处世、社会参与等各方面能力都得到外界尊重和认可，但心理状态还不成熟，所以需要社会、学校及家庭共同参与，尊重青少年的想法，关注其思想动态，循循善诱，实现其身心健康发展。

青少年心理发展更具有社会性，逐渐脱离家庭，慢慢独立面对发生在自己及周边的人、事、物，也就是说心理发展是在社会化过程中发生、发展的。青少年在成长、独立和社会化过程中受到升学、交友、就业等实际问题挑战，要求具备足够的知识储备和技巧。然而，因受性激素影响，他们的心灵时常会经历复杂且冲突的情绪感受，如快乐与忧虑、活泼与安静、交际与孤僻、勇敢与胆小等。成人应该认识与理解他们思想和行为的特点，正确评估他们的心理适应能力，给予青少年必要的支持、鼓励和引导，必要时需寻求心理专业人员帮助，使青少年顺利度过充满矛盾的青春期。

（付翠捧 付秀云）

第三节 妇女保健

一、女性健康管理

女性健康管理在现代社会中，越来越受到重视。妇女作为家庭的中流砥柱，她们的健康直接关系到家庭的和谐和社会的稳定。女性健康管理涵盖了从儿童时期到老年的各个阶段，如儿童期、青春期、围生期、围绝经期、绝经期等，各个时期均涉及生理及心理相关特征，面临着不同的健康问题，所以对妇女生理健康的全面了解和有效的干预就显得尤为重要。

（一）妇女健康管理的职责

1.对妇女各个时期的健康管理。

2.生育指导。

3.对孕产妇实施系统管理，以提升胎儿及新生儿期的健康状况。

4.对常见的女性疾病和恶性肿瘤进行广泛的健康宣教、疾病普查和治疗。

5. 贯彻落实妇女劳动保健制度。

（二）妇女健康管理的目标

1. 主要以预防为核心，定期对妇女常见疾病和多发病进行全面检查和治疗，确保妇女各个阶段都能得到充分的健康保障，从而降低患病率。

2. 控制并消除某些疾病和遗传性疾病的产生。

3. 控制传染性疾病的传播。

4. 对女性实施健康教育，提供并指导采取安全且有效的避孕措施。

5. 提升女性的自我健康意识，增强妇女的整体健康状况。

（三）妇女保健的意义

女性健康管理旨在保护并提升女性的身体健康状况，其核心理念是以预防为主导、医疗实践为基石，实现预防医学与临床治疗的融合，把生育健康的理念放在首位，同时关注社区及大众的需求，以此来执行针对全体女性的健康管理任务。

二、根据各时期开展基层工作

（一）青春期保健

对于青少年期的健康管理可以分为 3 个层次。首先是初级防护措施，这包括针对青少年的生理、心理和社会活动特征提供健康的指导，旨在养成良好的健康习惯。其次是中级保护措施，主要是在校期间实施定期的身体检测，以便及早识别各类病症与不良的行为模式，从而降低或者消除可能引发疾病的风险因素。最后是高级保护措施，即对青少年时期出现的疾病及其相关问题进行诊断和处理。总体来说，青少年期的健康管理更注重防患未然。

（二）围婚期保健

围婚期对每位女性来说，都是人生中的重要时刻，她们不仅要应对婚礼的筹备工作，还要为即将到来的新生活做准备。在这个特殊时期，妇女的身体和心理健康都需要得到特殊关注和保护。基层工作内容就需要从生活方式、生育方面的指导和心理保健等方面，为围婚期妇女提供一些必要的建议和指导。为准备结婚的男女双方提供婚前医学检查，以排除可能影响结婚和生育的疾病。

（三）生育期保健

应该强化对孕妇与新生儿的健康管理，对高危孕产妇做到早识别、早干预，以达到降低早产发生率及减少母婴死亡率的目的。同时，也应提供有关家庭规划的专业建议，保证女性妊娠分娩期间的安全。此外，针对女性的生理、情感和社会特性，要定期开展体检和公共卫生教育活动，规避不良生活方式、预防可能存在的危险因素、避免不良孕产结局，保障妇女的身体健康和生活质量。

（四）围生期保健

这是指针对妇女在妊娠期、分娩期、产褥期、哺乳期各个阶段及新生儿的健康保健服务，目的在于提升妇女在整个时期的身心健康，保障孕产妇、胎儿及新生儿的安全。

1. 在备孕期要指导夫妻双方选择最佳的妊娠时机，包括适宜的生育年龄、良好的身心状态和适宜的社会家庭环境等，以减少高危孕产妇和高危儿出生，保证生育质量。女性适宜的生育年龄在 21 ～ 29 岁，男性在 23 ～ 30 岁。

2. 妊娠期保健的目标是加强对孕妇妊娠期的管理，定期规范产检，做好妊娠期的健康宣教，预防并降低妊娠期的并发症，以确保孕妇和胎儿在妊娠过程中的安全与健康。

3. 分娩期保健的目标是采取各种措施帮助产妇在分娩时减轻焦虑和疼痛，顺利分娩，如实施无痛分娩、导乐陪产、自由体位接生等，让产妇从生理、心理和精神上感受到持续的支持和关爱，保持情绪稳定。

4. 产后康复的主要目标是促进产后身心的快速康复，预防产后出血、产褥期感染等并发症，指导母乳喂养及新生儿护理，做好产后饮食、运动、乳房及性生活等的健康指导，保证产妇及新生儿身心健康。

5. 在产褥期，社区医生会对分娩后的产妇进行 3 次入户随访，分别是分娩后 1 周左右、分娩后 2 周左右及分娩 42 天后。随访的目的旨在评估产妇的身体恢复情况、伤口的愈合情况、母乳分泌情况、饮食睡眠情况、产妇的心理状况及新生儿的喂养、体重增长、黄疸、排便及脐带情况等。根据评估结果给予专业性的健康指导。

6. 母乳是最天然的健康食品，被誉为"脑黄金"，母乳的营养成分及乳量的多少会根据新生儿的成长不断调整，母乳中的免疫球蛋白能够增强新生儿的抵抗力，促进肠道发育，预防成年后肥胖及代谢性疾病的发病率。母乳喂养能够增进母子感情，易于新生儿的情感发育。母乳喂养还可以降低母亲子宫癌、乳腺癌、卵巢癌等疾病的发病率。世界卫生组织建议纯母乳喂养 6 个月，有条件的母亲母乳喂养至新生儿 2 岁。世界卫生组织（WHO）在全球范围内支持、倡导母乳喂养，为产妇哺乳提供各种便利条件，我国也将母乳喂养作为一项关系国家未来人口素质的大事重点来抓，具体开展如下工作。

（1）加强母乳喂养对孕产妇和家庭成员的益处的宣传，以提高母乳喂养率。

（2）向所有的孕产妇宣传母乳喂养的优点并能及时解决喂养中存在的问题。

（3）帮助产妇在产后 30 分钟内哺乳。

（4）分娩后即刻给予产妇与新生儿裸体皮肤接触不少于 90 分钟。

（5）指导母亲如何进行母乳喂养及如何保持乳汁分泌。

（6）在没有医学证据的情况下，新生儿不应给予喂食任何食物和饮料。

（7）实施母婴同室，确保母亲与孩子 24 小时在一起。

（8）鼓励按需哺乳。

（9）母婴分离的情况下，指导产妇如何使用手挤奶配合电动吸奶器保持泌乳。

（10）建议建立母乳库，规范管理，为有需要的新生儿提供母乳。

（11）推动我国母乳喂养指导机构的创建，并把出院后的母亲引荐给妇女健康保障机构。

（五）围绝经期保健

女性在临近更年期阶段开始出现的一系列生理、生化及病理表现直至其进入更年期后的第一年内被定义为围绝经期。在这个过程中，雌激素水平下降可能导致身体和心理上的不适感，此阶段的主要目标是加强这个年龄段女性对围绝经期的健康知识的知晓情况，对身体及精神出现的症状进行干预，降低不适，缓解情绪，提高生活质量。

1. 社区卫生服务中心需要采取多种形式的健康宣教方式为围绝经期的妇女提供健康科普知识，使她们提前了解可能出现的症状和体征，当出现相应症状时，能够从容应对。同时有计划地调整日常生活，增加饮食中的营养成分，适当锻炼，保持积极的心态。这个阶段是妇科癌症的高风险时段，因此每年至少需要做 1 次常规的妇科检查，包括宫颈疾病筛查、妇科 B 超等。对于绝经前期月经失调，绝经后阴道出血等情况需及时查明原因做出明确的诊断，避免延误治疗。

2. 围绝经期由于激素水平的下降，肌肉弹性、收缩力、耐力明显下降，此期应关注盆底功能障碍性疾病，社区要在做好盆底功能障碍性疾病健康科普的同时，有针对性地对有症状的妇女进行盆底检查，指导做好居家凯格尔训练，对于脱垂、尿失禁严重需要手术的女性要建议转诊上级医院进一步治疗。

3. 在医生与辅助检查结果的指导下，可采取综合措施如激素替代疗法或补充钙剂等来预防和治疗围绝经期综合征和骨质疏松。

4. 指导避孕至停经满 1 年后，宫内节育器在绝经 1 年后取出。

三、基层妇女保健的逐级管理制度

女性健康管理旨在保障并提升女性的身体健康状况，通过实施"医疗中心化策略"，结合基本的治疗手段，"强调生活方式管理的重要性""关注社区及大众的需求""把重点放在育龄人群上"；同时注重孕期健康，这对于国家的繁荣昌盛至关重要。执行此项任务的专业组织涵盖了各个级别的母婴卫生服务中心、综合医院的妇产科及妇科专科的诊所或儿童医院等各类医学场所，无论它们属于妇产科、公有还是私营性质都应被视为专门从事母婴相关服务的单位。以下列举的是各层级的此类设施的具体信息。

1. 国家级的疾病预防控制中心妇幼保健中心负责这项工作。

2. 省级（直辖市、自治区）妇女健康服务机构由省级（直辖市、自治区）妇幼保健院及高等院校妇幼卫生系、附属医院妇产科等组成。

3. 市（地）级设立市（地）级妇幼保健院。

4. 县（区）级设立县（区）妇幼保健院（所）。

所有级别的妇女健康服务机构都受到同一级别卫生计划生育行政部门的管理，并接受上一级妇女保健机构的业务指导。

四、基层妇女保健工作的重要性

考虑到女性一生的各个阶段，妇女保健服务的范畴涵盖了所有时期。同时，伴随着医疗模式由传统转向新的社会 - 心理 - 生物医学模式，除了身体健康之外，还需要关注心理和社会层面的健康管理。因此，妇女保健的研究不仅限于生理层面，也包含了心理、社会及生活方式等方面的影响因素。此项研究主要针对女性的不同生命周期，如青少年、育龄期、孕产期、更年期过渡期与老龄化阶段，并探讨每个阶段的特点及其相应的保健需求，同时也分析可能影响女性健康的各类风险因子（例如公共卫生服务、社会环境、自然环境及基因等），从而制定出有效的预防策略和管理措施。此外，还将实施全面的健康教育活动，包括定期进行女性癌症的筛查，妇科疾病的普查，提供计划生育咨询，保障职业安全，促进心理健康等。这些举措旨在提升女性的整体健康状况。

1. 乡村女性的生活及劳动强度特性 中国乡村女性一直以来都在承担着各种各样的

农务工作。过去 50 年里，各地区针对女性的常见病进行了数次的调查研究，根据调查研究的结果推出了一些预防保健措施及管理办法。比如，1958 年的"三调三不调"就是一例。中国的妇联与工会对于这个问题非常关注，并在全国农业发展的规划中也有相应的规范要求。

2. 城市女性接触有害物质及工作安全问题　伴随着中国建设的进步，女性工作者面临的工作环境变得越发多样化。她们需要面对各种类型的职业危害因素，包括那些具有潜在危险性的化学品和毒素。虽然这些有毒物品可能会影响她们的身体健康，但是最关键且容易被忽略的问题是它会对孕妇、新生儿及哺乳期的母亲造成伤害，这也是女性工作中应重点关注的健康保障部分。

3. 不可忽视的妊娠期间健康管理　人体的胚胎自单一的受精卵或怀孕开始后，需要经历约 40 周的时间才能成长为一个长度约 50cm、重量约 3kg 的新生婴儿。通常来说，这种生长进程会按照预定计划有序地展开，而胚胎与新生儿则会在包括羊水、胎盘、胎膜、子宫及腹部肌肉的多层次保障之下，接受来自母体稳定的温度环境，满足其热量的需求，并通过胎盘吸取必需的养分，同时把新陈代谢产生的废物经由胎盘传递到母体的相关器官以排出身体之外。因此，确保胎儿健康成长并对可能的影响因素如饮食、环境、感染等方面加以研究是必不可少的；同样重要的还有向孕妇及其家人提供适当的卫生知识宣传，实施对孕妇的监测与指导工作，这都是女性健康管理的重要部分。

4. 高度重视生育期的母婴安全　这部分内容构成了孕妇分娩期间的健康管理的关键点，同时也成为了公众关注的主要问题。对于个人而言，新生儿的诞生无疑是一件值得庆祝的事情；然而，从社会的角度来看，在分娩过程中，医疗机构需要确保母亲与新生儿的生命安全。根据数据显示，每年约有 2000 万的新生儿出生，其中可能会有 2 万的孕产妇因此丧命，并且有 100 多万的婴儿面临生命危险。孕产妇和新生儿的安全可以通过加强医师及助产人员的专业技术水平而得到保障。所有这些都成为女性健康管理者日常工作的一部分。

5. 女性在家庭中的重要地位　对于家庭的女性成员来说，她们的角色不仅仅是妻子或女儿那么简单，他们还是家务的主导者与管理人。根据一项国际研究表明，如果妈妈们不幸离世，他们的孩子（尤其是男性）面临的风险会增加 2 倍甚至更高；而在女孩的案例里则更加严重，其危险程度是男性的 450%。因此，无论是从哪个视角来看待这个问题，都需要重视并保障这些家庭女性成员的生命安全及身体健康问题。

五、服务范围及服务能力

女性的一生是持续不断的历程。早期的生活状况通常会对以后产生深远的影响。比如，儿童时期患有佝偻症可能导致骨盆结构异常，进而引发生产过程中的困难，再者，生育期间所导致的生殖系统或骨盆受损问题，到了围绝经期可能因为激素水平下降，导致肌肉力量减弱，从而出现子宫下垂或是尿失禁等问题，严重影响生活质量，甚至需要手术治疗。所以，我们应该把女性生理健康的关注点放在整个生命周期上。

考虑到服务的特性，伴随着传统的医疗观念（纯粹的生物医学模型）转向新的医疗理念（综合的社会 - 心理 - 生物医学视角），需要关注并提供包含心理和社会因素的健康护理。

现代中国的女性在各个生命周期中会表现出独特的心理特征，这取决于她们的教育程度、家庭背景、工作环境及社交网络等诸多因素。尤其是在一些地区如乡村，可能会存在一定程度的传统思维，如男尊女卑。因此，为确保所有年龄段、城市与乡村及各种行业中的女性都能维持身体健康，需深入理解并重视女性的生理和心理状态，协助她们维护身体和心灵的和谐与健康。

女性健康保护工作不只是为我国的女性和儿童带来福利，也有助于提升人口质量，维持国家的稳定，推动社会进步。

（侯　雪　冯　娟）

第四节　老年人保健

随着我国老龄化的加剧，老年人的健康保健问题日益凸显，大多数的老年人或多或少都存在一定的健康问题，需要社会予以关注。社区卫生服务作为基层医疗体系的重要组成部分，对于老年人的保健服务具有特殊的意义。整合型社区卫生服务管理以人的健康需求为出发点，通过跨专业、跨学科的整合，提供预防、治疗、康复、健康管理等全方位的保健服务。本节旨在探讨整合型社区卫生服务管理实践中老年人保健的相关问题，以期为提升老年人保健服务质量提供参考。

整合型社区卫生服务管理以人的健康需求为出发点，通过跨部门、跨学科的协作，为居民提供全面、连续、个性化的卫生服务。在老年人保健方面，整合型社区卫生服务管理具有独特的优势和应用价值。

首先，整合型社区卫生服务管理能够实现服务内容的全面整合。通过整合医疗、康复、护理、心理等多方面的服务资源，为老年人提供一站式、全方位的保健服务。这种服务模式能够满足他们多样化的健康需求，提高他们的生活质量。

其次，整合型社区卫生服务管理能够优化服务流程。通过建立健康档案、开展健康评估、制订个性化保健计划等措施，实现服务的连续性和多样性。同时，加强与上级医疗机构的联系和协作，实现分级诊疗和双向转诊，确保老年人在不同医疗机构之间能够得到连续、全面的保健服务。

此外，整合型社区卫生服务管理还能够加强服务团队的建设。通过培训和学习，提高团队成员的专业素养和服务能力；通过建立有效的团队合作机制，促进团队成员之间的沟通与协作。这些措施能够确保为老年人提供优质的服务。

为了进一步提升老年人的保健服务质量，还需要从以下几个方面入手。

加强政策支持和资金投入。相关部门应大力支持社区卫生服务的发展，制定相关政策，推动整合型社区卫生服务管理的发展。同时，增加对老年人保健服务的资金投入，提高服务设施和人员配备水平。

提高社区服务人员的专业素养和服务能力。根据国家政策，大力推动优质医疗资源下沉到社区，加强对社区服务人员的培训和带教，提高他们的专业知识和技能水平。同时，注重培养他们的职业道德和服务意识，确保能够为老年人提供优质的医疗服务。

加强健康教育和宣传。通过开展健康讲座、发放健康宣传资料等多种方式，提高老年人对健康保健、慢性病管理、疾病康复等知识的了解。同时，加强与他们的沟通和交流，了解他们的需求和期望，为提供个性化的保健服务提供依据。

建立完善的监督和评估机制。定期对老年人的保健服务质量进行评估和反馈，发现问题及时改进。同时，加强对服务过程的监督和管理，确保服务的质量和效率。

在未来的发展中，应继续关注老年人的健康问题，不断完善和创新服务模式和方法，以适应社会的发展和老年人的需求。同时，加强与其他国家和地区的交流与合作，借鉴他们的成功经验和做法，共同推动老年人健康保健事业的发展。

近年来老年人的健康保健需求也呈现出多样化的趋势。他们不仅需要基本的医疗服务和药物治疗，还需要康复护理、心理支持、健康教育等多方面的服务。同时，由于他们的身体状况较差，对服务的连续性和全面性要求也更高。

一、老年人保健的具体方法

1.**合理饮食** 确保饮食的均衡和多样性，每日保证足量的肉菜蛋奶的摄入，增加膳食纤维的摄入促进肠道蠕动，预防便秘。控制盐、糖和油的摄入，以降低高血压、糖尿病等慢性病的风险。根据个人健康状况和营养需求，制订个性化的饮食计划。

2.**适当运动** 散步、打太极拳等较为缓和的运动方式更适合老年人，能够提高心肺功能。注意运动强度和时间，避免过度劳累和受伤。在运动前进行适当的热身活动，在运动后进行适当的拉伸放松。

3.**定期体检** 每年定期查体，检查基本生命体征和心肺功能等各个方面。根据医生的建议进行必要的专项检查，如眼部检查、听力检查等。及时发现并治疗潜在的健康问题，防止病情恶化。

4.**心理调适** 保持积极乐观的心态，学会调整自己的情绪。多与人沟通交流，分享生活中的喜怒哀乐。尝试学习新知识、培养兴趣爱好，以丰富自己的生活。

5.**药物管理** 遵医嘱定时定量服药。注意药物的副作用和药物间的配伍禁忌，避免用药的不良反应。定期与医生沟通，了解药物的治疗效果，必要时及时调整用药方案。

6.**建立良好的生活习惯** 合理安排时间，规律作息。戒烟限酒，避免不良嗜好对身体的危害。注意个人卫生和环境卫生，预防疾病的发生。

7.**预防意外伤害** 在家中安装扶手、防滑垫等安全设施，预防跌倒等意外伤害。外出时遵守交通规则，注意人身安全。学习简单的急救知识和技能，以便在紧急情况下能够自救或救助他人。

除了以上方法外，老年人还需要注意口腔卫生、眼部保健、皮肤护理等方面的问题。还可以根据自己的健康状况和需求，选择适合自己的保健方法，如中医养生、按摩保健等。

二、老年人常见病的预防措施

1.**神经系统疾病的预防** 对于脑梗死、脑出血等神经系统疾病，老年人要定期查体，进行血压、血糖、血脂等检查，早期筛查发现问题早期干预。同时，保持良好的生活习惯，如戒烟限酒、适度运动、避免过度劳累等，有助于降低这些疾病的发病风险。

2. 心血管系统疾病的预防　心血管系统疾病常困扰着老年人。预防这些疾病，除了控制血压、血脂等危险因素外，还应保持健康的饮食习惯，减少高盐、高脂肪、高糖食物的摄入，提高谷物、蔬菜等富含膳食纤维的食物的摄入。每年定期进行心脏检查，以便及早发现问题，早期干预。

3. 消化系统疾病的预防　消化系统疾病如慢性胃炎在老年人中多见。预防这些疾病，应合理饮食，减少生冷、油腻食物的摄入。同时，调畅情志，避免情绪波动对消化系统的不良影响。对于已经出现胃肠道症状的老年人，应及时就医，接受专业治疗。

4. 呼吸系统疾病的预防　慢性支气管炎、慢性阻塞性肺疾病等呼吸系统疾病也是老年人的常见病。预防这些疾病，除了注意保暖、避免受凉外，还应加强室内空气流通，减少烟雾、粉尘等有害物质的吸入。此外，定期进行肺功能检查，有助于早期发现肺部病变。

通过以上保健方法和预防措施，可以进一步提升老年人的保健服务质量。老年人的健康保健服务是一项长期而艰巨的任务，需要持续不断的努力和探索。相信在政府、社会、家庭等多方面的共同努力下，一定能够为老年人创造一个更加健康、幸福、美好的晚年生活。

（吴　倩　张丙良）

第五节　慢性病患者的健康管理

一、慢性病患者管理的概念

慢性病患者管理主要包括慢性病的筛查诊断、随访评估、分类干预，以及慢性病患者群的健康指导、管理效果评估等。这是一个全面且系统的过程，旨在帮助慢性病患者控制病情、提高生活质量。

二、慢性病患者管理的主要内容

（一）疾病筛查

辖区内原发性高血压患者、慢性阻塞性肺疾病患者、心脏病患者，2 型糖尿病患者及高脂血症患者是主要的服务对象。除此，社区还应采取定期健康查体和健康问卷调查等多种筛查和发现慢性病的潜在高危人群。

（二）随访评估

为慢性病患者建立居民健康档案，记录患者的病史、体格检查结果、治疗方案等信息。对每位慢性病患者进行季度随访，及时掌握患者的近期身体状况，及时优化治疗方案。

（三）分类干预

对于慢性疾病控制满意和控制不满意的患者要实施分类干预措施，制订个性化的健康管理计划，内容包括用药管理、饮食调理、运动锻炼、心理疏导等方面。

（四）健康指导

通过开展健康教育讲座、健康知识宣传、健康干预等形式，向居民普及慢性病的预防知识，如病因、症状及治疗方法。指导患者学会自我管理，提高居民的健康意识和健康素养，减轻病情的恶化和并发症的发生。

三、慢性病患者的健康指导

（一）生活方式调整

1.饮食管理　针对不同类型慢性病，患者需遵循相应的饮食原则。糖尿病患者应选择低升糖指数（GI）的食物，限制糖分和脂肪摄入。高血压患者应选择低钠食品，限制盐分摄入。心血管疾病患者应选择富含不饱和脂肪酸的食物，限制饱和脂肪酸和胆固醇的摄入。高脂血症患者应选择低热量、高纤维的食物，限制总热量的摄入。所有慢性病患者都应保证摄入新鲜水果、蔬菜和富含营养素的食品。

2.运动管理　慢性病患者应结合自身情况，选择适合的运动方式和强度。例如，糖尿病患者适宜周期运动，如步行、慢跑等；高血压患者适宜耐久性运动，如行走、慢跑、骑自行车等；心血管疾病患者应注意选择不会增加心脏负担的运动。运动时间、频率和强度应根据个体情况调整，并在运动过程中注意监测身体状况。

（二）药物治疗

1.遵从医嘱　慢性病患者应严格按照医生开具的处方进行用药，不要随意更改药物剂量或停药。每种慢性病都有其特定的药物治疗方案，患者应充分了解所服药物的作用、用法和不良反应。

2.药物监测　患者应定期监测所服药物的疗效，身体如有不适应及时就医。对于需要长期服药的慢性病，患者应定期进行肝肾功能、血常规等相关检查。

（三）心理干预

1.支持性心理治疗　慢性病患者因长期服药，疾病的困扰会使患者情绪不稳定。医务人员、家属和朋友应在充分理解和尊重患者的基础上，给予他们心理上的支持和关心安慰。

2.情绪管理　医务人员要善于观察慢性病患者的情绪变化，鼓励他们培养积极乐观的心态。同时向慢性病患者解释心理状态和疾病之间的关系，消除不良心境对健康的消极影响。

3.认知行为治疗　应对技巧训练在内的患者教育计划可以增加患者对疾病的了解，减轻焦虑情绪的产生。患者通过合理的评价模式来认知自己的疾病、生活和工作的关系，有助于形成有效的应对策略。

（四）定期监测与随访

医生应定期对慢性病患者进行健康评估和生活习惯调查，了解病情和治疗效果。定期对慢性病患者进行随访，了解病情变化和用药情况。根据随访结果，及时调整治疗方案和用药剂量，确保患者的病情得到有效控制。

（五）健康教育与自我管理

1.健康教育　基层医疗卫生机构通过开展健康教育咨询活动，有助于提高患者对疾病的认知和自我管理能力，引导患者树立正确的健康观念和生活方式。

2.自我管理　慢性病患者应学会自我管理，包括合理安排饮食、运动、休息和用药等。建立用药记录本，记录所服药物、剂量、时间及不良反应等信息，以便随时查阅和就医时提供给医生参考。

通过以上 5 个方面的综合管理，可以有效提高慢性病患者的生活质量，控制病情发展，降低并发症的风险。

（刘　蔚　卢　亮）

第六节　伤残患者的康复与护理

一、定义

（一）损伤

各种原因造成的人体组织器官结构破坏和（或）功能障碍。

（二）残疾

人体组织器官结构破坏或功能障碍，以及个体在现代临床医疗条件下难以恢复的生活、工作、社会活动能力不同程度的降低或丧失。

二、护理措施

（一）休息与运动

鼓励患者尽早进行床上活动，一般在患者生命体征平稳，症状不再进展 48 小时后，患者卧床时给予肢体良肢位的摆放，给予患者肢体被动运动，患者可配合时指导患者进行主动活动。

（二）饮食护理

戒烟戒酒，制订个性化的饮食治疗方案，根据患者病情给予适当饮食，鼓励患者多吃新鲜蔬菜水果补充维生素，适当控制热能、脂肪，限制食盐量，糖尿病患者给予糖尿病饮食，饮食清淡易消化，不能进食者给予鼻饲流质饮食，吞咽困难者以流食或糊状食物为宜，可协助患者坐起并适当放慢进食速度。

（三）用药护理

遵医嘱正确用药，观察用药后的反应。

（四）心理护理

加强与患者及其家属沟通，及时掌握患者的心理状态，通过积极的心理干预稳定患者的情绪，使其主动配合治疗与康复，帮助患者树立战胜疾病的信心。

（五）病情观察与护理

根据病情按分级护理要求及时巡视病房，密切观察病情变化，如有变化及时通知医生。

（六）基础护理

按时协助患者翻身，对颈髓损伤患者应注意轴线翻身。保持床单位清洁平整，做好口腔护理、会阴护理、皮肤护理等。加强营养，预防胃肠道并发症。

（七）去除和避免诱发因素护理

早期康复干预及良肢位的摆放，可以预防压力性损伤、肌肉挛缩、骨骼畸形及异常肌力的产生，在转移、步行及进行日常生活能力训练时避免牵拉患侧上肢，防止上肢长时间下垂可减少肩 - 手综合征的发生，使用矫形器具者注意观察周围皮肤情况。体位变换时要

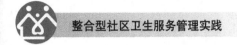

逐渐过渡，防止直立性低血压。

三、健康教育

（一）休息与运动

软瘫期良肢位的摆放可预防关节畸形和功能障碍。

1. 仰卧位　患侧肩关节抬高向前，肩下垫一软枕，上肢放于枕上，肘伸直并旋后，手腕伸直、拇指外展，患侧髋关节外侧垫一软枕，防止髋关节外旋，膝关节略屈曲，膝下垫小枕或毛巾。

2. 患侧卧位　后背垫一枕头，角度适宜，患侧上肢外展，肘伸直，前臂旋后，手掌朝上，患侧下肢髋关节伸展，膝微曲，与健侧之间垫一软枕，防止受压。

3. 健侧卧位　患侧上肢放于枕上，与躯干成 100°，肘腕关节伸直，手掌向下，患侧下肢髋关节前伸，膝关节屈曲，放于软枕上，既不外旋也不内旋。

（二）饮食指导

戒烟酒，进食营养丰富、清淡易消化的饮食，多饮水，保持大便通畅，便秘者腹部按摩或刺激肛周，必要时使用缓泻剂或开塞露。

（三）用药指导

遵医嘱正确规律用药，按时监测血压、心率、血糖、凝血功能和肝肾功能，如有不良反应，立即告知医师。

（四）心理指导

指导患者正确的认识疾病，鼓励患者通过各种方式倾诉内心痛苦体验，指导其从正面、有利的方面看待现实，增强心理应激能力。

四、康复指导

病情稳定后即可开始床上被动或主动训练到坐起训练、坐位平衡、站立平衡、步行训练，根据病情循序渐进。

（一）关节被动活动

从简单的屈伸运动开始，关节活动由近端到远端，由大关节到小关节的顺序进行，活动过程中注意动作轻柔，用力得当，保持关节的最大活动范围，例如肩外展、外旋、指伸展、伸髋等抗痉挛活动，每次活动 20 ~ 30 分钟，每日 2 次。

（二）床上主动训练

1. 翻身　指导患者仰卧位，采用 Bobath 握手（健手与患手交叉相握，患手拇指在上）并将双手置于头顶，将患腿放在健腿上，辅助者扶住患侧肩和髋关节与患者同时用力，翻向健侧；患者独立翻身时，用健侧前臂托住患侧肘关节，将健腿插于患腿下，在身体旋转的同时，用健腿带动患腿翻向健侧。

2. 搭桥运动　双膝关节并拢，屈髋屈膝，双足平踏于床上，抬起臀部，下肢保持稳定，每次持续 5 ~ 10 秒。

（三）由卧位到坐位训练

患者向健侧翻身，用健肘支起上身，用健侧上肢支撑身体坐起来，患者伸腰挺胸，头颈保持直立，双足平放在地，重心平分于两侧臀部，保持坐位平衡。

（四）由坐位到站立平衡

患者先坐直，两脚平放于地，Bobath 握手带动躯干充分前伸，髋关节尽量屈曲，将重心从臀部转移到双足上站立，早期需在家属保护下进行，以防跌倒，独立站立时，头要向前直视，躯干挺直，足跟触地，双下肢同等负重，保持站立平衡。

（五）步行训练

患者原地踏步并保持平衡后，手扶拐杖或助行器，扶持者站在患侧或背后，可牵拉腰带，保持患者稳定性和安全。

（六）床与轮椅间转运

首先把轮椅固定好，与床成 45°，协助者面向患者，双膝微曲，腰背挺直，双足放在患者患足两边，用自己的膝部抵住患肢，一只手从患者腋下穿过置于患侧肩胛上，并让患者以健侧手握住患侧手抱住协助者颈部，另一只手提起患者腰带站起，重心移于健侧，以健侧下肢为轴心旋转身体坐于轮椅。

（七）日常生活能力训练

包括穿衣、进食、如厕、洗漱、个人修饰等。

穿、脱衣服的指导：穿衣时先患侧后健侧，脱衣时先健侧再患侧，患者应穿宽松、开胸式上衣。

（任蕾娜　刘　芳）

第七节　结核病患者的管理

一、结核病患者管理现状

我国每年新发肺结核病例数排在世界第三位，显示结核病疫情形势仍旧严峻。这主要体现在以下几个方面。

1.结核病新发患者数较高　以 2022 年为例，我国估算的结核病新发患者数为 74.8 万例，死亡数估算为 3 万例。

2.防控难度大　结核病是一个主要经呼吸道传播的疾病，其防控难度较大。

3.潜伏感染人群大　约占全世界人群的 20%，他们一生有 5% ～ 10% 的概率会发展为活动性结核病。

4.诊断延误现象普遍　患者发现不充分、诊断延误现象普遍存在。

5.治疗不规范和管理不到位　一些地方结核病治疗不规范和管理不到位，影响治疗效果。

6.医疗费用负担重　部分结核病患者医疗费用负担较重，保障水平不高。

二、结核病患者管理过程

肺结核是一种由结核分枝杆菌引起的经呼吸道传播的疾病，严重威胁着全球人类健康。在过去的几十年里，虽然医学技术有了很大的进步，但肺结核仍然是一个全球性公共卫生问题。有效的管理对于控制疾病的传播和减少患者的病情恶化至关重要。肺结核患者的管理应该是一个综合性的过程，包括筛查和诊断、规范治疗、密切监测和有效的预防措施。

首先，筛查和诊断是关键。基层医疗机构应该对患者进行肺结核的筛查工作，包括询问病史、进行胸部 X 线检查和痰涂片检测等。患者和家庭密切接触者如果发现有慢性咳嗽、咳痰、咯血，或发热、盗汗等肺结核可疑症状，应该及时就医并接受相关检查，以便尽早发现和治疗肺结核。

其次，规范治疗至关重要。基层医疗机构应该根据患者的病情和药敏结果，选择合适的抗结核药物治疗方案。为确诊肺结核患者提供免费抗结核药物，确保患者接受全程、规范的治疗。患者也应该按照医生的建议进行规定的抗结核药物治疗，坚持按疗程、按剂量、联合用药。要确保患者按时按量服药，避免药物的滥用和耐药性的产生。同时，患者应该定期复查，确保病情得到有效控制。

在肺结核患者管理中，随访评估也是非常重要的。医疗人员应定期随访和监测患者的病情变化，包括观察症状变化、进行相关检查和评估疗效等，及时调整治疗方案。还需要对患者的居住环境进行评估。基层医疗机构应该建立健全随访制度，确保患者能够得到持续的关注和支持。此外，患者的生活方式和营养状况也应该得到关注，以提高免疫力和促进康复。

最后，预防措施也是肺结核患者管理中不可或缺的一环。医疗人员应该为治愈的肺结核患者提供康复指导，帮助患者恢复健康。告知患者及其家属预后的注意事项，包括药品种类、服药方法、药物可能的不良反应、自我观察及处理、服药记录卡的填写、随访复查的要求等，避免复发。患者及其家属应该重视医生的建议，采取必要的隔离控制措施，以减少疾病的传播。同时，对结核病患者及其家庭成员和其他接触者进行疫苗接种，并开展有针对性的健康教育。

基层医疗机构应该加强传染控制措施，包括对患者和医护人员的防护措施、空气消毒和隔离措施等，以减少结核病的传播风险。基层医疗机构应该加强对患者和社会公众的肺结核知识宣传和教育工作，提高大众对结核病的认识和预防意识，减少疾病的发生和传播。

总之，基层医疗机构在管理结核病患者时，需要建立科学规范的管理制度，加强团队合作和交流，提高医护人员的专业知识水平和服务质量，为患者提供专业和全面的医疗服务和关怀，最大限度地提高治疗成功率和降低疾病的传播风险。

肺结核患者管理是一个复杂而细致的过程，需要医疗人员和患者共同努力。通过早期诊断、规范治疗、密切监测和有效的预防措施，我们可以实现对结核病患者全面、系统、规范的管理，提高患者的治疗依从性和治愈率，减少疾病的传播和减少患者的病情恶化，为全球公共卫生事业作出贡献。

三、结核病患者管理的发展现状

（一）政策与规划

围绕国家结核病防治中长期规划的目标任务，不断推进防治策略和技术的创新与完善。

（二）技术与管理创新

进一步健全综合质控网络，建立涵盖结核病"促""防""诊""控""治""康"全过程的质量保证体系。

（三）耐药结核病治疗策略

针对耐药结核病的治疗，提出了全口服、毒性小、更有效和少住院的基本原则，并推荐使用含贝达喹啉的长程或短程化疗方案。

（四）医防协同融合

加强结核病防治医防协同融合，积极应对耐药结核病防治挑战，强化重点场所结核病疫情防治。

（五）公众宣传与教育

鉴于结核病发病、起病慢，症状不典型，需要加强疾病的科普和宣传，提高公众的警惕性和自我防护能力。

结核病患者管理现状面临诸多挑战，但通过政策与规划的引导、技术与管理创新、医防协同融合以及公众宣传与教育等措施的推进，有望实现结核病患者管理的高质量发展。

四、结核病患者管理的意义

结核病患者管理的意义在于多个层面，不仅关乎患者的健康与生命，也关乎公共卫生安全和社会稳定。

（一）保障患者健康与生命安全

结核病作为慢性传染病，如果不进行及时有效的管理，患者可能面临病情恶化、耐药，甚至死亡的风险。通过系统的患者管理，可以确保患者得到规范的治疗和随访，有效控制病情，减少并发症和死亡风险。

（二）控制疫情传播

结核病患者是结核病的主要传染源，通过患者管理可以及时发现和隔离传染源，减少疫情的传播。这不仅可以保护患者自身免受二次感染，也可以防止疾病向周围人群传播，从而控制疫情的蔓延。

（三）提高治疗效果

通过患者管理，可以确保患者按照规定的疗程和剂量服药，避免自行停药或减药导致的治疗失败。同时，医生可以根据患者的病情变化及时调整治疗方案，提高治疗效果，减少耐药性的发生。

（四）减轻患者经济负担

结核病治疗周期长，费用高，很多患者因为经济原因无法坚持治疗。通过患者管理，可以为患者提供经济支持、药物供应等方面的帮助，减轻患者的经济负担，提高治疗的可持续性。

（五）促进公共卫生事业发展

结核病患者管理是公共卫生事业的重要组成部分，通过患者管理可以积累大量的病例数据和经验，为结核病防治政策的制定和科研提供有力支持。同时，患者管理也是提高公共卫生服务水平和质量的重要途径之一。

（六）维护社会稳定

结核病疫情的控制和管理对于维护社会稳定具有重要意义。如果结核病疫情得不到有效控制，不仅会影响患者的正常生活和工作，还可能引发社会恐慌和不安定因素。通过患者管理，可以有效控制疫情的传播和扩散，减少社会负面影响，维护社会稳定和谐。

结核病患者管理对于保障患者健康与生命安全、控制疫情传播、提高治疗效果、减轻患者经济负担、促进公共卫生事业发展以及维护社会稳定等方面都具有重要意义。

（王　静　高　冬）

第八节　严重精神障碍患者管理

严重的精神障碍指的是那些存在明显幻觉、妄想、严重思维形式障碍、反复自杀企图或行为等严重精神疾病症状，从而致使其工作、学习、社交、自我照料等功能遭到严重损害，甚至完全丧失。不能完整认识其自身精神状态异常，或对自身病情的认识和判断能力严重受损精神障碍。

主要包括偏执性精神病、分裂情感性障碍、精神分裂症、精神发育迟滞伴发精神障碍、癫痫所致精神障碍、双相情感障碍。

近年来我国精神疾病的发病率处于逐年上升趋势，精神疾病病程长、费用高、易复发，对患者本人带来自伤自杀风险，给家庭带来沉重的经济负担，对社会造成极大的不安因素，因此强化严重精神障碍患者的社区管理，已是当务之急。根据《中华人民共和国精神卫生法》《国务院办公厅转发中央综治办等部门关于加强肇事肇祸等严重精神障碍患者救治救助工作意见的通知》《"健康中国 2030" 规划纲要》等文件精神，对严重精神障碍患者监护人实施以奖代补政策，促进监护人依法对患者履行监护责任；成立关爱帮扶小组，对患者实行免费救治救助，保证其基本医疗康复需求，减轻严重精神障碍患者对社会和家庭造成的危害，提高严重精神障碍患者家庭的生活质量，努力实现"健康中国 2030"战略。

一、服务对象

在辖区服务范围内居住满半年的居民中，有明确诊断且在家中居住的严重精神障碍患者。

二、服务内容

（一）患者信息管理

将辖区严重精神障碍患者纳入管理时，必须由法定监护人或专业医疗机构提供相关疾病的诊疗资料，并对患者的病情、自知力、饮食睡眠、社会功能、用药、治疗康复效果开展一次全方面的评估，建立健康档案，并完善个人信息补充表，并签署同意参加社区管理知情同意书。

（二）随访评估

对于在管严重精神障碍患者，每年至少 4 次随访，其中必须保证面对面随访每 6 个月

1 次。每次随访都需评估患者的危险度；同时也要观察患者的自知力、情感、意志行为、知觉、感觉、思维等精神状态；此外，还要了解并评估患者躯体疾病情况、社会功能、实验室检查、治疗及康复效果等。

（三）分类干预

依据患者的危险性等级评估、精神症状、自知力，社会功能、药物不良反应及躯体疾病情况，进行分类干预。

1. **病情不稳定的患者**　如果患者有明显的精神症状、自知力缺失、存在严重药物不良反应，亦或者存在严重的躯体疾病，或者其危险性评估等级为 3 ～ 5 级。此时，应先采取针对性的治疗措施，并迅速转诊至上级医疗机构。如有需要，也应该汇报给辖区的公安部门，并在 2 周内密切关注患者的治疗情况。对于那些无法转诊或住院的患者，则应与专业精神机构医生联系，请求技术支持，给予必要的治疗措施，并于 2 周内，在民警和社区工作人员的协助下进行随访。

2. **病情相对稳定的患者**　如果患者存在自知力、精神症状、社会功能出现至少一项问题，或者其风险性评估等级为 1 ～ 2 级时，需率先确定是否存在病情出现波动或者药物治疗效果不理想，是否存在药物不良反应，亦或是存在躯体症状恶化等情况。针对这些情况，采取合理调整药物剂量的同时，寻找病因给予对症治疗。2 周时，再次对其随访并评估病情。若患者病情已趋于稳定，则继续当前的诊疗方案，并于 3 个月时随访。如果患者病情仍不稳定，应寻求专业的精神科医生的技术支持，1 个月时再次随访。

3. **病情稳定的患者**　如果患者的精神症状大致消失，社会功能处于正常或者良好的状态，自知力基本得以恢复，不存在严重的药物不良反应，躯体疾病保持稳定，也无其他异样，且其危险性评估为 0 级，则继续执行专业医疗机构设定的治疗计划，并在 3 个月时随访。

注意：每次进行随访的时候，评估患者病情后，有针对性地对患者及其家属开展相应健康宣教，同时为家属提供心理支持与帮助。

（四）健康体检

如果患者健康状况允许，同时取得患者和（或）监护人的同意后，可为其进行每年 1 次的健康体检，并及时反馈查体结果。体检项目包括但不限于体格检查、血压、心电图、空腹血糖、血常规、丙氨酸转氨酶、草酰乙酸转氨酶等指标。

三、服务流程

服务流程见图 10-1。

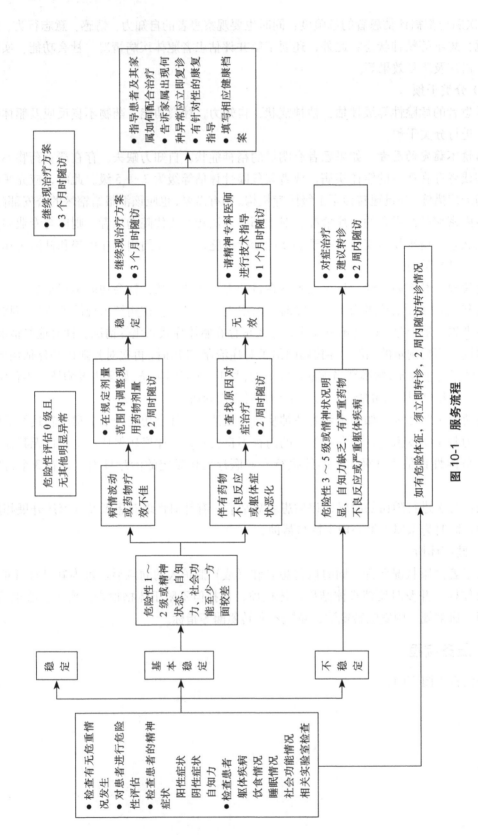

图 10-1 服务流程

四、服务要求

1. 配备经过精神疾病管理培训的全职或兼职人员，进行健康管理工作。

2. 建立了一个由辖区领导、综合管理网格员、辖区民警、基层精神疾病防治人员、残联及民政工作人员组成的精患人员关爱帮助小组，以实现信息互通，并切实执行监护职责。

3. 熟练运用《精神行为异常识别清单》，及时发现辖区内行为异常人员，转诊至专业精神卫生医疗机构复核，实现早发现、早诊断、早治疗。

4. 与上级专业医疗机构、疾控等部门保持紧密的联系，并在第一时间为辖区内新发患者建立档案，开展健康管理。

5. 实行严重精神障碍患者免费救治救助政策，对辖区内接受随访管理的患者，经基本医疗保险、大病保险、医疗救助及商业保险多重保障后，剩余医保政策范围内的个人医疗自付部分由财政经费给予补助。

6. 进行随访的途径包括预约患者到门诊面访、通过电话随访、通过视频问诊随访以及家庭探访等。

7. 推动并辅助患者进行社交功能的恢复训练，引导他们积极参加社会活动，并接受职业培训。

8. 结合"世界精神卫生日"及心理健康等相关主题活动，广泛开展科普宣教。促进民众对精神健康及精神卫生服务的了解：精神疾病可防可治，心理问题应及早求助，给予关心而非歧视，实现身心同享健康。

（杨秀伟　张　玉）

第九节　安宁疗护与管理

一、安宁疗护

安宁疗护，又称临终关怀、舒缓医疗或姑息治疗，是一种综合性的照护模式，主要以终末期患者和家属为中心，以多学科协作模式进行实践，主要内容包括疼痛及其他症状控制、舒适照护、心理、精神及社会支持等。

社区安宁疗护，是指在社区范围内，为那些患有难以治愈的疾病，但又没有达到临终阶段的患者提供的医疗护理服务。社区安宁疗护旨在帮助患者缓解痛苦和不适，提高生活质量，同时为患者及其家属提供心理支持和安慰。

（一）目的

社区安宁疗护是为终末期患者提供住院机构、门诊及居家模式相结合的安宁疗护服务。应用早期识别、积极评估、控制疼痛和治疗其他痛苦症状的适宜技术，改善终末期患者的生命质量、维护患者尊严、缓解家属痛苦。让每个生命晚期的人都能得到关爱和帮助，舒适、无痛苦、安详、有尊严地走完人生最后旅程。

（二）意义

1. 开展社区安宁疗护，满足民生需求　社区安宁疗护事业关乎社区的每一户家庭，其发展也是一项重要的民生工程。社区作为居民群体生活的基本单位，覆盖范围广，辐射到的服务对象多，社区卫生服务中心能够就近为终末期患者提供安宁疗护，满足终末期患者的生理和心理需求，既符合中国传统"人道主义"，又满足终末期患者"落叶归根"的期望。逐步建立并完善符合我国国情的社区安宁疗护体系，将让更多的终末期患者身心得到最大程度的支持和安慰，达到善终目标。

2. 开展社区安宁疗护，力求便民利民　终末期患者由于生理功能、心理状况及生活自理能力等出现不同程度的下降，需要接受医疗护理服务。居家患者不方便就医，而社区安宁疗护能提供及时、精准、便利的安宁疗护服务，最大限度地提高社区生命晚期患者的生活品质及生命质量，使其能舒适、幸福、有尊严地走完人生最后的路。

3. 规范社区安宁疗护，整合医疗资源　实行双向转诊，将医疗、照护、心理等多种服务无缝对接，将医疗机构与居家模式相结合，从而使终末期患者可以得到系统规范的治疗与护理，不仅包括药物上的护理，也涉及心理。社区安宁疗护在满足终末期患者和家属服务需求的同时还能够缓解大型医院资源紧张的压力，减少终末期患者的医疗费用，从而减少终末期患者家庭经济的支出。

4. 推动社区安宁疗护，顺应时代需求　目前我国人口老龄化问题日趋严重，癌症患者不断增多，随着实行计划生育基本国策产生的"四二一"家庭大量出现，养老方式开始由家庭走向社会，老年人的护理特别是临终关怀护理已经成为一个重要的社会问题。临终老人属于自理能力较弱且需要悉心照料的群体，而特有的家庭结构及巨大的社会压力使得家庭照料难以顾及，因此在社区中推动安宁疗护成为顺应时代需求的必然发展趋势。

（三）服务模式

社区卫生服务中心开展安宁疗护服务，应当到本区县医疗机构执业登记机关办理登记手续。为终末期患者及其家属提供住院、门诊、居家基本服务，满足患者及家属对身体、心理、社会及精神的需求。

1. 病区服务模式

（1）设置标准：参照国家卫生健康委员会 2024 年 7 月 24 日发布的《老年安宁疗护病区设置标准》或《上海市社区卫生服务中心安宁疗护（临终关怀）科设置标准》标准执行，具体可根据各地区情况，按照当地卫生健康管理部门要求和指引设置。

（2）工作职责

1）制定并落实各项管理规章制度，执行国家制定公布或者认可的技术规范和操作流程，明确工作人员岗位职责，执行各项安全管理和医院感染预防与控制措施，保障医疗质量和患者安全。

2）开展与卫生服务中心规模、诊疗水平、团队综合能力水平等对应的服务，满足本辖区居民对安宁疗护服务的需要。

3）发挥社区卫生服务中心的优势，为安宁疗护人才的培养提供实践基地，与综合医院形成紧密联结，共同发展和壮大安宁疗护人才队伍。

4）宣传安宁疗护理念，贯彻执行卫生行政部门制定或认可的有关安宁疗护制度与指南。

5）与当地红十字会、民政等机构紧密联系，开展终末期患者的镇痛药物自费部分减免服务，对镇痛药品的用量及药费进行统计。

6）建立转介制度，明确与综合医院和居家的转诊通道。

（3）服务方式：建立以社区为主导、门诊为依托和病区、居家（家庭病床）为核心保障的四位一体服务体系，满足患者及其家属心理、精神及社会方面的需求。

（4）服务原则：遵循"全人、全家、全队、全程、全社区"的照顾原则。

（5）服务对象：凡诊断明确且病情不断恶化，现代医学不能治愈，属不可逆转的慢性疾病终末期，预期存活期＜6个月的患者，根据当地对社区的安宁疗护准入标准执行。

（6）服务内容

1）症状控制、舒适照护、心理支持和人文关怀：参照《安宁疗护实践指南（试行）》相关内容执行。

2）日间安宁疗护：社区设日间安宁疗护活动室，活动室设有安宁疗护书刊、视听资料、娱乐器具（如琴、棋、书、画、艺术拼图）等娱乐资源。日间安宁疗护工作人员可根据患者病情与申请有计划地安排和组织住院患者、居家患者及其家属到活动室或到户外参加病友聚会、病友互助、联谊、出游、插花、园艺、健康教育讲座等娱乐社交活动，使患者在回归社会、回归家庭、回归自然的氛围中获得专业心理辅导及患者彼此之间的情感支持；获得为生命赋予意义的生命价值体验，使患者在生命最后阶段生活得愉快安详。

3）其他辅助治疗：中医缓释疗法、音乐疗法、物理治疗、语言治疗、功能治疗及营养辅导。

4）濒死症状评估、死亡准备、遗体护理及丧葬准备：濒死期症状为呼吸系统功能进行性减退，表现为呼吸微弱，出现潮式呼吸或间断呼吸。胃肠道蠕动逐渐减弱，大小便失禁。感觉消失，听觉最后消失。以上各种迹象表明生命即将终结。

对濒死症状的评估能更准确地预估患者死亡时日，以利于患者及其家属做死亡准备。遗体护理包括撤去一切治疗护理用品、清洁面部、整理遗容、填塞孔道、清洁全身、包裹遗体及运送遗体等。在尸体料理过程中，尊重逝者和家属的习俗，允许家属参与，满足家属的需求。协助办理丧葬手续、联系殡仪馆等。采用适合的悼念仪式让家属接受现实，与逝者告别。

（7）病历书写：建立安宁疗护专科评估表，按照《临床护理文书书写规范》准确、规范、及时、客观地记录。

（8）教育与培训：新进安宁疗护中心团队人员与志愿者应当接受社区安宁疗护中心介绍与工作简介的课程。在职或继续教育课程应包括安宁疗护理念、概念和知识技术的介绍，以及沟通能力与伦理知识等内容。安宁疗护社会工作者负责招募和培训志愿者，确保陪伴和照护品质。安宁疗护中心团队的专业技术人员及志愿者应制订培训计划，定期开展人员培训，在职培训应确保每一个工作人员都能参与。

（9）服务评价：同医疗机构服务评价标准。

2. 门诊服务 门诊规模可参照《关于印发老年医学科建设与管理指南（试行）的通知》（国卫办医函〔2019〕855号）标准执行，或根据各地区社区卫生服务中心的规模设置。要求布局合理、保护患者隐私，无障碍设计，并符合国家卫生标准，制订服务流程，并配备门诊服务需要的设备。

3. *居家服务*　多学科团队根据患者的需要定期上门开展服务，保证必要的交通工具及通信联络设备。

二、安宁疗护管理

在管理方面，安宁疗护中心或服务通常遵循一套严格的基本标准和管理规范，确保提供高质量的服务和医疗照护。

（一）机构管理

1. 制定并实施一系列管理规章制度，符合国家法律法规和技术规范。

2. 设立专门的质量安全管理部门或指派专职人员负责质量控制与安全管理。

（二）医疗服务管理

1. 明确各类工作人员的岗位职责，包括医生、护士、社工、心理咨询师等跨学科团队成员。

2. 实施合理的疼痛和其他症状管理，提供个体化治疗计划。

3. 落实医疗安全管理和医院感染防控措施。

（三）患者权益保障

1. 制定安宁疗护病房管理制度，保障患者在安宁疗护期间的合理治疗和舒适度。

2. 尊重患者的意愿和选择，开展充分的沟通和决策协作。

（四）环境与设施配置

提供舒适的疗护环境和必要的设施设备，满足患者和家属的需求；病房每床净使用面积不少于 $5m^2$，床与床间距不少于 1.5m。

（五）培训与教育

对医护人员进行安宁疗护理念、技能和服务流程的培训，提升整体服务水平；组织医务人员至少每 6 个月接受 1 次安宁疗护相关培训，并有相关记录。

（六）社会支持与资源整合

安宁疗护不是一个孤立的服务，需要医疗、护理、心理、社工等多学科的协作，以及患者及其家属的积极参与。因此，需要整合各种资源，包括人员、物资、场地、经费等，为患者提供全面、综合的照护。与社区、慈善组织和社会资源合作，共同提供全方位的支持服务。

综上所述，安宁疗护与管理不仅涵盖了医疗技术和临床实践层面，还强调了人性化服务、伦理道德、团队协作以及与社区资源的整合等多个方面，以实现对终末期患者及其家庭的整体关怀。

此外，安宁疗护还需要关注患者的尊严、舒适和权利，遵守患者隐私和保密原则，为患者提供有尊严的照护。同时，也需要与患者及其家属进行积极沟通，鼓励和支持患者参与决策，提高患者的生命质量。

以上提到的各个管理方面共同构成了安宁疗护系统，以确保患者在生命的最后阶段能够得到最合适、最全面的照护。

（周　静　于　蓉）